远程医疗服务模式创新与系统平台化技术分析研究

杭 波 马 计 著

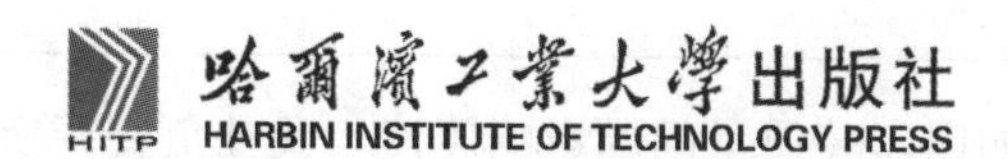

内容简介

远程医疗服务的出现使现代医学技术不再受时间和地域的限制。本书从多角度分析了远程医疗服务的基本观点、服务体系智能医疗管理以及系统平台化分析等内容，理论与实践相结合，试图为医疗行业做出贡献。

本书共分8章，主要内容包括远程医疗概论、远程医疗服务的技术研究、以服务管理理论为基础的远程医疗服务研究、远程医疗服务运行管理研究、远程医疗服务的价值研究、医院医疗服务流程评价体系研究、基于平台化的远程医疗系统架构研究、远程医疗系统的需求分析。

本书可作为高等院校医学专业教师的教学用书，也可以作为相关行业工作人员和研究人员的参考用书。

图书在版编目（CIP）数据

远程医疗服务模式创新与系统平台化技术分析研究/杭波，马计著．—哈尔滨：哈尔滨工业大学出版社，2019.1

ISBN 978-7-5603-7935-7

Ⅰ.①远…　Ⅱ.①杭…　②马…　Ⅲ.①远程医学-医疗卫生服务-研究　Ⅳ.①R197.1

中国版本图书馆CIP数据核字（2019）第006599号

策划编辑　闻　竹
责任编辑　佟　馨
封面设计　盛世博睿文化
出版发行　哈尔滨工业大学出版社
社　　址　哈尔滨市南岗区复华四道街10号　邮编　150006
传　　真　0451－86414749
网　　址　http：//hitpress.hit.edu.cn
印　　刷　哈尔滨圣铂印刷有限公司
开　　本　710mm×1000mm　1/16　印张　10　　字数　215千字
版　　次　2020年6月第1版　2020年6月第1次印刷
书　　号　ISBN 978-7-5603-7935-7
定　　价　48.00元

前　言

远程医疗是基于我国医疗资源分布不均的现实提出来的，是伴随互联网信息技术发展的产物，为目前我国医疗行业所面临的困境提供了有效的解决途径。随着信息技术的飞速发展，远程医疗相关技术不断完善，加速了我国远程医疗服务的形成、成熟和创新，推动了我国远程医疗事业的发展。

远程医疗平台化发展的方向是集成化、开放性、共享共用，核心工作是满足人民群众对医学知识、医疗服务的需求，特别是满足医疗资源不足地区的医疗卫生需求，并实现不同医疗机构之间医疗资源的共享。《国家卫生计生委关于推进医疗机构远程医疗服务的意见》要求“将发展远程医疗服务作为优化医疗资源配置、实现优质医疗资源下沉、建立分级诊疗制度和解决群众看病就医问题的重要手段积极予以推进”。但是，远程医疗在实际发展过程中困难重重，远程医疗相关法律伦理建设、运行管理体系建设、服务价格机制、运行模式、流程管理，以及在促进分级诊疗和医疗控费中的作用机制等相关问题尚待进一步明确。

远程医疗服务的出现使现代医学技术不再受时间和地域的限制，并且已经成为21世纪现代医学的标志之一。本书从多角度分析了远程医疗服务的基本观点、服务体系智能医疗管理以及系统平台化分析等内容，理论与实践相结合，试图为医疗行业做出贡献。

本书共分9章，主要内容包括远程医疗概论、远程医疗服务的技术基础研究、以服务管理理论为基础的远程医疗服务研究、远程医疗服务运行管理基础研究、远程医疗服务的价值研究、医院医疗服务流程评价体系研究、基于平台化的远程医疗系统架构研究、远程医疗系统的需求分析、远程医疗服务政策与法律研究。

本书可作为高等院校医学专业师生的教学用书，也可作为相关行业工作人员和研究人员的参考书。

由于编者的学识和水平有限，书中难免有不足之处，恳请广大读者和各位专家给予批评指正。

编 者

2018 年 10 月

目 录

第 1 章 远程医疗概述 …… 1

1.1 远程医疗的概念及其研究意义 …… 1

1.2 远程医疗系统的研究现状 …… 9

1.3 远程医疗研究的创新点 …… 19

1.4 本章小结 …… 20

第 2 章 远程医疗服务的技术研究 …… 21

2.1 远程医疗的主要支撑技术研究 …… 21

2.2 平台化技术研究 …… 35

2.3 本章小结 …… 49

第 3 章 以服务管理理论为基础的远程医疗服务研究 …… 50

3.1 远程医疗服务的服务属性 …… 50

3.2 远程医疗服务的流程与管理研究 …… 54

3.3 本章小结 …… 66

第 4 章 远程医疗服务运行管理研究 …… 67

4.1 管理的基本理论 …… 67

4.2 医疗体系的管理分析 …… 73

4.3 基于病人价值的远程医疗战略研究 …… 77

4.4 本章小结 …… 82

第5章 远程医疗服务的价值研究 …… 83
5.1 远程医疗服务的价值与价值网络分析 …… 83
5.2 远程医疗服务的成本价值分析 …… 100
5.3 本章小结 …… 110
第6章 医院医疗服务流程评价体系研究 …… 111
6.1 评价体系相关理论与方法分析 …… 111
6.2 医院内部流程评价分析 …… 117
6.3 医院外部流程评价分析 …… 120
6.4 本章小结 …… 124
第7章 基于平台化的远程医疗系统架构研究 …… 125
7.1 基于平台化的远程医疗系统构建研究 …… 125
7.2 远程医疗信息系统总体架构分析 …… 131
7.3 本章小结 …… 134
第8章 远程医疗系统的需求分析 …… 135
8.1 远程医疗系统的用户角色分析 …… 135
8.2 远程医疗系统的业务分析 …… 136
8.3 远程医疗系统的功能需求分析 …… 142
8.4 远程医疗系统的网络需求分析 …… 144
8.5 远程医疗系统的信息安全需求分析 …… 145
8.6 远程医疗系统的性能需求与界面需求 …… 149
8.7 本章小结 …… 151
参考文献 …… 152

第1章　远程医疗概述

1.1　远程医疗的概念及其研究意义

1.1.1　相关概念

1. 远程医疗的概念

远程医疗是远程通信技术、信息学技术和医学科学的有机结合，不仅包含医学科学的内涵，还更多地融入了信息工程技术的内容。远程医疗带动了现代医疗保健技术向更广更深的领域发展，打破了传统医疗在时间、地点、环境、资源等方面的限制，开拓了医疗服务的新模式和新境界。概括地讲，远程医疗涵盖3个方面的医学活动内容。

①远程医疗服务：远程会诊、远程手术、远程护理、远程检测等。

②远程教育：远程医疗教学、远程学术交流、远程技能培训等。

③信息服务：远程医疗文献查询、远程医疗数据共享、远程卫生信息交流等。

2. 远程医疗的外延

近年来，随着全球远程医疗的蓬勃发展，一些新兴的名词逐渐出现在远程医疗领域，如远程健康（Telehealth）和电子健康（e-Health），它们经常与远程医疗（Telemedicine）同时出现。美国远程医疗学会的官方网站对“Telehealth”做出说明，指出“Telehealth”是“Telemedicine”的概念拓展，“Telemedicine”更侧重于临床医学实践，而“Telehealth”是指与健康有关的、涵盖范围更加广泛的卫生保健范畴，包括临床实践和日常保健的广阔领域。“Telehealth”强调大量的技术解决方案，如医生使用电子邮件与病人沟通等。

随着网络科技的发展，一个代表更广泛领域的词汇“e-Health”出现了。美国的 e-Health 研究中心网站给出如下定义：e-Health 是利用最新的信息和通信技术，尤其是因特网来改善或确保卫生服务，它可以提高卫生体系的效率来减少卫生支出；通过提供更好的信息做出健康方案和进行自我护理；通过促进卫生专业实践和交流加强临床护理和卫生服务；通过应用新措施改善服务不到位人群的卫生质量，减少卫生服务的不均衡分配。

“Telemedicine”是面向医疗资源相对匮乏的边远地区和基层所提供的医疗服务，而“e-Health”则是面向普通大众，不论是城市还是农村，医疗中心还是乡村诊所，今后都将融入这种医疗电子化的大趋势。“e-Health”将在 21 世纪中叶成为医疗保健的主流方式，代表医疗保健发展的未来。

远程医疗的外延拓展到远程健康和电子健康，从一个侧面说明了科技进步对医疗卫生领域的巨大影响，通过科学技术手段革新传统医疗服务，提高医疗卫生服务的效率和质量。

3. 远程医疗系统的概念

系统是由相互作用、相互依赖的若干部分结合而成的，具有特定功能的有机整体，并且这个有机整体又是它从属的更大系统的组成部分。如果说远程医疗是一种现象，那么远程医疗系统就是一种具体的远程医疗实施的功能架构，利用远程医疗系统可以有效地对远地对象进行监测、监护、诊断等。

一般而言，远程医疗系统是在统一的数据中心基础上构建的面向各类主体的应用服务系统，其应用服务功能包括远程会诊、远程影像诊断、远程心电诊断、远程医疗教育、远程预约、远程双向转诊等基础业务功能，远程重症监护、远程病理诊断、远程手术示教、远程急救等高端业务功能。同时系统可以通过接口与临床信息系统（CIS）、医院信息系统（HIS）、医院检验系统（LIS）、放射信息系统（RIS/PACS）和基层卫生服务系统（PHSS）等进行信息共享。

远程医疗系统的发展正朝着信息互联互通和共享的方向前进，传统意义上的在一定区域、一定专科实施的小型的远程医疗系统正在逐步发展成为开放的、多功能的、综合集成的、与各医疗机构信息系统无缝对接的大型系统。大型系统的形成是对远程医疗的应用范围的进一步扩展，而且其技术复杂度、管理复杂度、主体间的协同难度等都将大大增加，必须建立基于平台化思路的远程医疗服务平台，将高层级医疗机构和专家、低层级医疗机构及申请医生、患者个人等各个主体的业务活动全部纳入平台体系，实现便捷、低成本、广覆盖的服务架构。

1.1.2 远程医疗的研究意义

远程医疗集远程通信技术、信息技术和医疗保健技术等高科技技术精华于一身，形成医疗、教育、科研、信息一体化的网络体系，实现了远程音视频的传输和临床信息采集、存储、查询、比较、显示及共享。我国远程医疗实践开始时间相对较晚，只有 10 多年的发展历程，大部分远程医疗系统尚处于初期探索阶段，尚未形成有效的发展路径，但整体上呈现出蓬勃发展势头。

远程医疗是化解当前我国医疗资源分布不均衡的有效战略途径。目前，我国大城市拥有较好的医疗卫生资源和较高的医疗服务水平，而广大的边远地区、山区、农村、落后地区却存在突出的医疗卫生资源短缺现象，人民群众的医疗需求一直未得到有效的满足，这就造成了我国医疗卫生资源在大城市相对过剩和在县乡绝对不足的矛盾，形成了基层群众“看病难”“看病贵”的严重问题。远程医疗服务系统使病人必须亲自去医院看病的单一传统模式逐渐被改变，医疗资源分布不均衡问题也得以改善，真正使乡镇、农村、边远地区、贫困山区的基层群众能经济、高效地共享医学教育资源、专家资源、技术设备资源和医药科技成果资源，提高人民群众优质医疗资源的可得性。

远程医疗服务系统的核心工作是满足基层人民群众的医学、医疗需求，特别是医疗资源不足地区群众的医疗卫生需求，并实现不同医疗机构之间的医疗资源共享。在本书的研究中，一方面，面向县级医院建设基于专网的远程医疗平台，提高县级医院的医疗服务水平，实现将大部分患者留在县级医院的目标，缓解当前日趋紧张的医疗卫生服务供给不足问题，将县级医院发展成为区域医疗卫生服务的主体，将省部级重点医院从治疗常见病、普通病的局面中解放出来，致力于重大疾病的诊治；另一方面，面向广大乡镇卫生院、社区卫生服务中心、农村卫生所和新型农村社区卫生服务中心建设基于互联网的开放性远程医疗平台，解决基层群众的医疗卫生需求，真正帮助那些最急需高质量医疗服务的基层人民群众得到高水平的医疗服务，并不断提高基层医疗卫生人员的技术水平，从根本上解决我国医疗卫生事业发展中的矛盾。

1. 远程医疗是缓解“看病难、看病贵”的重要途径

就我国医疗卫生事业的整体发展状况而言，随着人民群众生活水平的不断提高，对医疗卫生服务的要求也越来越高。而经验丰富、技术水平高的医学专家是有限的，而且大多集中在大城市、大型医院，他们不可能经常离开工作岗位到各地就诊以满足乡镇人民对医疗服务的更高要求，这就形成了基层农村群众日益提高的医疗服务需求与较低的医疗服务水平之间的矛盾。远程医疗服务的开展满足了异地、边远地区的广大病人的医疗服务需求，解决了疑难、危重病患者，尤其是急诊危重患者到外地看病难的矛盾，对于提高基层群众的医疗服务水平具有重要的现实意义。

开展远程医疗技术的集成应用和示范、构建远程医疗服务系统是满足人民群众医疗卫生需要、提高健康水平、缓解医疗卫生事业发展中突出矛盾的必要措施，特别是对于解决落后地区、农村的医疗卫生服务不足的问题意义重大，对于从整体上缓解“看病难、看病贵”问题具有重要的现实意义，是实现将现代信息技术、医疗技术等集成应用到普通民众的重要举措，能使民众享受到科学技术进步所带来的效益，使群众分享科技进步的实惠。

2. 远程医疗有助于提高基层医疗卫生人员医疗技术水平

基层医疗卫生人员和医疗机构技术水平低是造成群众看病难的原因之一。近年来，基层医疗机构虽然在快速发展，但是基层医疗技术人员与大城市医疗技术人才之间技能水平的差距并没有缩小，反而呈现出日渐拉大的趋势，严重影响着医疗卫生事业的整体发展。

医疗机构人员学历构成反映了医疗人员和医疗机构的技术水平。2014中国卫生和计划生育统计年鉴数据显示，相比于全国所有医院平均水平，在

社区卫生服务中心和乡镇卫生人员的学历构成中，本科及以上学历占比较少，中专及以下学历占比较大（表 1—1）。具体以河南省为例，据调查，河南省不同级别医疗机构人员学历构成悬殊，其中高学历人员构成比例由省级到乡村逐级递减，中专及无学历人员构成比例随医疗机构级别的降低逐级升高，如表 1—2 所示，省级医疗机构拥有本科以上人员比例最高，为 38.39%，村卫生室最低仅为 0.11%；省级医疗机构拥有中专及无学历人员构成比最低，仅为 30.15%，村卫生室最高，为 96.17%，这严重影响了基层医疗服务能力的提升。

表 1—1　2013 年不同级别医疗卫生机构人员学历构成（%）

医疗机构级别	研究生	大学本科	大专	中专	高中及以下
所有医院	6.0	29.8	38.6	24.0	1.7
社区卫生服务中心	0.9	22.4	41.6	31.1	4.1
乡镇	0.1	7.4	38.1	48.7	5.7
村卫生室	0.0	0.3	6.5	51.1	0.0

注：数据来源《2014 中国卫生和计划生育统计年鉴》。

表 1—2　河南省不同级别医疗卫生机构人员学历构成（%）

医疗机构级别	硕士及以上	本科	大专	中专	无学历
省属	8.43	29.96	31.46	19.11	11.04
市属	1.16	26.80	36.80	21.84	13.40
县属	0.11	9.67	36.41	35.56	18.25
乡镇	0.00	1.42	19.58	58.78	20.24
村卫生室	0.00	0.11	3.72	24.69	71.48

建设面向群众需求的远程医疗服务系统对于开展远程医疗教育、进行远程手术直播培训、推动农村基层医疗机构技术培训等具有重要的作用。这不仅改变了医护人员传统的继续教育方式，使医护人员不用离开工作岗位就能接受基于临床案例的高质量培训，使潜移默化的自主学习成为现实，而且从根本上提高了基层医护人员获得优质继续教育的机会，这不仅是提高在职医护人员素质和技术水平的有效途径之一，也是建立终身教育体制的重要途径，更是当前提高基层医疗机构和人员技术水平的有效途径。远程医疗技术

的广泛应用不仅使群众、医生及各级医院获益，更有益于我国医疗卫生事业的发展。

3. 远程医疗能有效改善基层各项医疗民生事业

医疗是我国民生热点领域，医疗资源分布不公平以及由此导致的健康不公平等医疗行业的不公平问题制约着我国民生的改善。远程医疗通过优化医疗资源配置、实现优质医疗资源下沉等多种举措，能够有效改善基层医疗资源，提高基层医疗服务水平和质量，实现基层居民病有所医，最终改善基层健康，改善基层民生事业。同时，基层各项民生事业的改善，如基层信息化建设、县级医院能力建设、社区卫生服务机构能力建设等的完善反过来又为远程医疗的进一步发展增添了新的动力。

以河南省为例，远程医疗服务系统建设对加快建设国家农村信息化示范省试点工作、完善和补充县级医疗机构的服务能力、夯实县级医院倍增计划和全省医疗信息化工程、加强新型农村社区医疗卫生机构建设等方面产生了极大助益，这些相关民生事业的改善也为远程医疗服务系统的建设奠定了坚实的基础，同时也提出了更高的要求。

一是 2012 年启动的河南省国家农村信息化示范省建设工程对开展远程医疗提出了新要求。2013 年加快建设国家农村信息化示范省试点工作被写入国务院一号文件，河南省是五个试点省份之一，全面开展优势产业信息化精准技术和重点示范区信息化服务关键技术研究，构建农村信息化重大系统集成和服务平台，其中，开展远程医疗是农村信息化工程的重要内容，是与农村居民生活密切相关的重要领域。

二是县级医院能力建设现状为远程医疗服务系统建设奠定了基础。国务院办公厅《关于印发 2011 年公立医院改革试点工作安排的通知》中提到的“优先建设发展县级医院”，使常见病、多发病、危急重症和部分疑难复杂疾病的诊治能够在县域内基本解决；深化城市三级医院对口支援县级医院工作；加强县级医院骨干人才培养；逐步推进县级医院综合改革。经过多年建设投入，河南省县级医院取得了长足发展，但医疗能力仍不能满足人民群众日益增长的医疗卫生需要，远程医疗服务系统建设对完善和补充县级医疗机构的服务能力产生了极大助益。

三是持续实施的县级医院倍增计划和全省医疗信息化工程为远程医疗服务系统建设提供了发展契机。加强县级医院建设是河南省医疗卫生事业发展壮大的核心举措之一，截至目前，河南省先后落实县级医院项目 130 个，总投资 80 亿元，已开工建设 116 个，投入使用 25 个，项目全部建成后，将实现床位倍增，进而带动县级医院服务能力倍增，真正使县医院成为县域医疗中心，这将大大提升县级医院的基础设施建设水平，使县级医院的远程医疗能力建设得到完善；同时，为了构建信息化高速公路，河南省先后投入 1 亿多元建设省市数据中心，投入 2 亿多元为每个村卫生室配备电脑，安排了 1 000 万元完成全省 48 064 个村卫生室医生的信息化培训，实现了从省到村的网络直通车。目前，河南省在卫生信息专网、省市平台建设、新农合监管系统、视频会议系统、应急决策指挥、儿童规划免疫系统等许多方面均走在全国的前列。这些基础设施的完善为河南省实现远程医疗服务系统的建设奠定了坚实基础。

四是河南省新型农村社区医疗卫生机构建设的指导意见的出台为远程医疗服务系统建设增添了新的动力。根据 2012 年 5 月初省卫生厅发布的指导意见，河南省每个新型农村社区都将建立一所标准化的卫生服务中心，在建设标准上，服务人口 10 000 人左右的社区，卫生服务中心的建筑面积不低于 500 平方米；服务人口 5 000 人左右的社区，建筑面积不低于 300 平方米；服务人口 3 000 人左右的社区，建筑面积不低于 200 平方米。中心至少设 5 张观察床，可根据医疗机构的功能定位，设置 10 张左右以护理康复为主要功能的康复病床；配备心电图机、血糖仪、可调式输液椅、供氧设备、电冰箱、电脑及打印机等设施，这为远程医疗服务系统建设提供难得的契机。

4. 远程医疗系统的研究有助于我国远程医疗服务模式创新

随着医改的推进，我国远程医疗对于提高基层医疗服务能力的作用毋庸置疑，根据原卫生部对县级医院建设工作的安排，2011 年，卫生部门已完成边远地区 500 所县级医院与城市三级医院的远程会诊系统建设，实现远程会诊、远程诊断、远程检查、远程教育和信息共享。以县级医院为龙头加强乡村区域的医疗服务网络建设和协同，促进纵向管理创新和机制创新，使县级医院向基层医疗卫生机构辐射，提高县级医疗服务体系的整体效率。

目前，我国远程医疗服务系统建设主要采取政府财政投入模式。首先，政府投入大量费用来推动远程医疗项目，在系统建设和维护期间，政府每年需要持续投入，政府财政压力很大。其次，事实上，国内一些地区至少在2005年前就已经建成了远程医疗系统，其中一些项目甚至可以覆盖全省。很多厂商各显神通，利用自己的技术优势，以电信网络、互联网、卫星等为载体，通过视频会议、流媒体传输等技术手段开发了很多远程医疗系统和解决方案。这些技术虽然在不断创新并实现集成，但到目前为止，这些项目中能够良好运行，真正发挥作用的却寥寥无几，这表明远程医疗本身还存在着一些没有解决的问题。

可以发现，技术手段在远程医疗中非常重要，没有现代化的信息传输和通信技术，远程医疗绝不会实现，但只有技术是远远不够的，远程医疗的核心是医疗，它是一种新型的医疗服务和业务模式。离开了医疗这个核心，远程医疗只能是空中楼阁，是先进技术的堆积。因此，只有将技术与医疗业务、流程、管理和运营相结合，建立远程医疗服务、管理和运营的模式和流程，才能发挥远程医疗应有的作用，从而更好地为基层患者和医生提供有益的帮助。因此，探索远程医疗服务模式是远程医疗领域发展的必然趋势。

总的来看，远程医疗服务系统的构建是为了满足县级和乡镇人民群众的医疗卫生需求，通过技术集成和管理规范，建立有效的持续运行机制，对于形成基于专网的大型医院与县级医院之间、基于互联网的大型医院和农村基层医疗服务机构（乡镇卫生院、社区卫生服务中心等）及患者之间的远程医疗协同具有重要的意义，将大大提高医疗机构之间的医疗资源共享共用，提升农村基层医疗机构的医疗服务质量，提高农村人民群众高质量医疗服务的可得性，提高农村医疗卫生人员的技术水平，有效缓解当前严重的“看病难、看病贵”问题，对社会发展和和谐社会建设产生重大推动作用。依托现代远程医疗技术，在更大程度上满足了人民群众的医疗卫生需求，是现代科学技术进步造福人类的重要体现。

1.2 远程医疗系统的研究现状

1.2.1 远程医疗的发展研究

1. 国外远程医疗的发展研究

(1) 第一代远程医疗。

在早期的远程医疗活动中，美国国家航空航天局（National Aeronautics and Space Administration，NASA）充当了重要角色。20 世纪 60 年代初，人类开始进行太空飞行。为调查失重状态下宇航员的健康及生理状况，NASA 提供了大量的技术及资金，在亚利桑那州建立了远程医疗试验台，为太空中的宇航员及亚利桑那州巴巴哥人居住区提供远程医疗服务。他们使用的通信手段是卫星和微波技术，传递包括心电图和 X 线片在内的医学信息。1964 年，美国国家精神卫生研究所提供 48 万美元，支持 Nebraska 心理研究所与 180 千米外的一家州立精神病医院之间通过双向闭路微波电视进行远程心理咨询。1967 年麻省总医院与波士顿 Logan 国际机场医学中心通过双向视听系统为机场的工作人员及乘客提供医疗服务。阿拉斯加州是美国偏远地区，地广人稀，许多地方没有医生，为提高州内医疗服务水平，1972～1975 年该州利用空中 AST－1 卫星，通过卫星地面接收装置直接获得州立医院的医疗服务。参与这项工作的斯坦福大学通讯研究所的专家认为，卫星系统可为处于任何地域的人群提供有效的医疗服务。其他早期的远程医疗活动还有 1974 年 NASA 与休斯敦 SCI 系统的远程医疗会诊试验。此后，美国不断有人利用通信和电子技术进行医学活动，并出现了“Telemedicine”一词，现在国内专家统一将其译为“远程医疗或远程医学”。

20 世纪 60 年代初到 80 年代中期的远程医疗活动被美国人视为第一代远程医疗，这一阶段的远程医疗发展较缓慢。从客观上分析，当时的信息技术还不够发达，信息高速公路正处于新生阶段，信息传送量极为有限，远程医疗受到通信条件的制约。

(2) 第二代远程医疗。

自20世纪80年代后期，随着现代通信技术水平的不断提高，一大批有价值的项目相继启动，它代表了第二代远程医疗，其声势和影响远远超过了第一代技术。从Medline中所收录的文献数量看，1988～1997年期间，远程医疗方面的文献数量呈几何级数增长。在远程医疗系统的实施过程中，美国和西欧国家发展速度最快，联系方式多是通过卫星和综合业务数字网(Integrated Services Digital Network，ISDN)，在远程咨询、远程会诊、医学图像的远距离传输、远程会议和军事医学方面取得了较大进展。

1988年美国提出远程医疗系统应作为一个开放的分布式系统的概念，广义上讲，远程医疗是利用现代信息技术，特别是双向视听通信技术、计算机及遥感技术，向远方病人传送医学服务或医生之间的信息交流。美国学者对远程医疗系统的概念作了如下定义：远程医疗系统是指一个整体，它通过通信和计算机技术给特定人群提供医疗服务，这一系统包括远程诊断、信息服务、远程教育等多种功能，它是以计算机和网络通信为基础，针对医学资料的多媒体技术，进行远距离视频、音频信息传输、存储、查询及显示。乔治亚州教育医学系统是目前世界上规模最大、覆盖面最广的远程教育和医学网络，可进行有线、无线和卫星通信活动，远程医疗网是其中的一部分。乔治亚州医学院远程医疗中心于1991年成立，到1995年该州远程医疗系统建立了2个三级医学中心、9个综合性二级医学中心和41个远端站点；州内的乡村医院、诊所可与大的医学中心相联系，使病人不必远离家乡，只要通过双向交互式声像通道，就可接受专门治疗。

美国的远程医疗虽然起步早，但其司法制度曾一度阻碍了远程医疗的全面开展。所谓远程仅限于某一州内，因为美国要求行医需取得所在州的行医执照，跨州行医涉及法律问题。得克萨斯州的跨州行医就曾引起广泛争论。现在相关法规政策已有所改善。

美国是世界上远程医疗网络最为发达的国家之一，在几乎所有远程医疗方向上都进行了探索和尝试。2004年，布什总统提出了美国医疗IT建设的十年规划。2013年奥巴马的医改方案进一步刺激了远程医疗服务事业的发展。美国大力发展远程医疗的目的主要是改善医疗质量和降低医疗费用。

随着通信技术、编码技术和信息压缩等的发展，数据、图片、语音和视频等多媒体信息的传输得以实现且其传输性能不断提高，为远程医疗的发展提供了重要的技术支撑。除美国之外，远程医疗在欧洲、加拿大、日本等国家和地区也得到了良好的发展。2006～2011年，英国投资了1.7亿多英镑的资金进行远程医疗保健的研究。欧洲各国远程医疗发展状况比较集中地代表了当今世界发达国家开展远程医疗活动的水平。德国、英国、意大利、法国、西班牙、挪威等国家在远程医疗、远程医学教育、远程医学研究、公共卫生、医疗保健管理等方面已经取得了重大进展，并在大学、医院建立了一些应用和实验性的网络，为远程医疗在欧洲的普及奠定了基础。据不完全统计，欧洲已有超过50个国家建立了远程医疗系统，拓展到的应用领域涵盖了几乎所有的临床学科。阿尔及利亚、印度、尼泊尔、俄罗斯、乌干达等国家都致力于研究移动电话远程医疗、远程医疗基础结构、远程医疗速度等问题，美国、德国、日本、意大利、阿曼、泰国、菲律宾、俄罗斯等国家都针对本国情况制定了相应的远程医疗的研究方向和目标。其中，加拿大是最早利用远程医疗技术发展卫生事业的国家之一，政府已经建立了34个不同的远程医疗网络，未来几年，加拿大远程医疗将重点发展乡村和边远地区，增强远程医疗保健网络的建设和开展家庭远程监护应用。

2. 我国远程医疗的发展研究

我国从20世纪80年代开始探索远程医疗。广州远洋航运公司自1986年对远洋货轮船员急症患者进行了电报跨海会诊，被认为是我国最早的远程医疗活动。伴随着计算机及通信技术的发展，我国现代意义的远程医疗活动开始于20世纪80年代末。1988年解放军总医院通过卫星与德国某医院进行了神经外科远程病例讨论。1995年上海启动了上海教育科研网、上海医大远程会诊项目，并成立了远程医疗会诊研究室。项目中的远程会诊系统在网络上运行，具有高逼真度的交互动态图像。1995年3月，山东姑娘杨晓霞因手臂不明原因腐烂赴北京求医，会诊医生通过Internet向国际求援，很快200余条答复信息从世界各地传到北京，最终杨晓霞被确诊为“混合性感染引起的坏死性筋膜炎”，有效地缩短了病程。同年4月10日，一封紧急求助的电子邮件通过Internet从北京大学发往全球，希望挽救一位患有非常严重而又不明病因疾病的年轻女大学生的生命。邮件发出十天内，收到来自世界各地的邮件近 1 000 封，相当多的意见认为是重金属中毒，最终被临床检验所证实为铊中毒。这两例远程会诊，在国内引起巨大反响，使更多的中国人从此认识了 Internet 和远程医疗。1996 年 10 月上海华山医院开通了卫星远程会诊。1997 年 11 月上海医大儿童医院利用综合业务数字网（Integrated Services Digital Network，ISDN）与香港大学玛丽医院进行了疑难病的讨论。

1997 年 7 月，中国金卫医疗网络，即卫生部卫生卫星专网正式开通，全国网络管理中心在北京成立并投入运营。经过验收合格并投入正式运营的网站包括：中国医学科学院北京协和医院、中国医学科学院阜外心血管病医院、中国医学科学院肿瘤医院、北京医科大学第一医院、北京医科大学第三医院、北京同仁医院、上海医科大学中山医院、上海医科大学华山医院、上海医科大学肿瘤医院、上海医科大学妇产医院、上海医科大学眼耳鼻喉科医院、上海医科大学儿科医院、上海市第一人民医院、广州医学院附属第一医院、哈尔滨医科大学附属第一医院、福建省立医院、海南省人民医院、江西省人民医院、河北省人民医院、大连市中心医院、贵阳市第三人民医院、山东省荣成市医院、山西介休铁路医院等全国 20 多个省市的 20 多家医院。自中国金卫医疗网络开通以来，为各地疑难急重症患者进行了远程、异地、实时、动态的电视直播会诊，成功地进行了大型国际会议全程转播，组织了国内外专题讲座、学术交流和手术观摩，极大地促进了我国远程医疗事业的发展，标志着我国医疗卫生信息化事业跨入了世界先进水平。

与国外远程医疗研究相比，20 世纪我国远程医疗研究范围较小，研究人员屈指可数，研究面也较狭窄，距发达国家水平还有一定差距，在技术、政策、法规、实际应用方面还需不断完善。进入 21 世纪，随着经济与科技的大力发展，我国远程医疗建设应用快速发展。2010 年和 2011 年，国家规划和组织实施了两期区域性远程医疗试点项目建设，范围覆盖了 12 家部属（管）综合医院、22 个中西部省（区、市）和新疆建设兵团的 500 家县级综合医院和 62 家省级三甲综合医院，并依托省级大型医院建立了远程医学中心。2012 年底，国家卫计委远程医疗管理信息系统试运行，实现了 800 多家医院远程医疗的动态监管。北京协和医院、中日友好医院等 11 所医院的高端远程医疗系统已正式投入使用，云南、甘肃、新疆已完成了 2010 年度和 2011 年度基层远程会诊系统的项目任务，河南、重庆、湖北等 9 省（区、市）完成了 2010 年度基层远程会诊系统的项目任务，取得了良好的社会效益。2014 年起，国家规划并组织开展了省院合作远程医疗政策试点工作，安排部署宁夏回族自治区、贵州省、西藏自治区与解放军总医院，内蒙古自治区与北京协和医院，云南省与中日友好医院合作开展远程医疗政策试点工作，将重点针对远程医疗的操作规范、责任认定、激励机制、收费、医疗费用报销等方面，研究制定远程医疗发展的相关政策、机制、法规和标准，探索市场化的远程医疗服务模式和运营机制，并验证完善各类政策，为在全国推广应用远程医疗提供实践基础和经验借鉴。

在国家相关政策引导和实际业务需求推动下，我国东部省市也开始积极建设远程医疗信息系统，并紧密结合对口支援中西部欠发达省份工作。随着远程医疗系统相继投入使用，医疗资源分布不均所带来的问题得到了一定程度的缓解。同时，部分技术厂商与医疗机构结合，利用移动通信和物联网技术，逐步发展家居式和可穿戴式疾病与健康监测产品，探索远程医疗各类新型应用模式。远程医疗展现出更加广阔的应用前景。

我国幅员广阔，医疗水平的区域性差别显著，特别是广大农村和边远地区医疗资源严重短缺。远程医疗以其独特的优势，对于优化医疗资源配置、提高医疗服务质量和效率具有重要价值，在我国显示出极大的发展必要和发展潜力。尽管我国的远程医疗已取得了初步成果，但应看到我国的远程医疗起步较晚，在技术、政策、法规、实际应用方面还需不断完善，在提高国民对远程医疗的认识方面也有待努力。美国未来学家阿尔文·托夫功多年前曾经预言："未来医疗活动中，医生将面对计算机，根据屏幕显示的从远方传来的病人的各种信息对病人进行诊断和治疗。"这种局面已经到来。预计全球远程医疗将在不久的将来取得更大进展。

1.2.2 远程医疗的应用研究

1. 国外远程医疗的应用研究

近些年欧美各国纷纷投入巨额资金进行远程医疗的实施和远程医疗信息

技术的研究开发。目前已拓宽的远程应用领域有心脏科、牙科、皮肤科、救护、病理、精神病、放射、手术、监护、超声等诊断系统。从应用角度形成了远程医学教育（telemedicine education）、远程放射学（teleradiology）、远程皮肤病学（teledermatology）、远程病理学（telepathology）、远程心脏病学（telecardiology）、远程肿瘤学（teleoncology）、远程口腔学（teledentistry）、远程眼科学（teleophthalmology）、远程家庭健康护理（telehome health care）、远程急救学（emergency telemedicine）、远程手术（telesurgery）和远程精神病学（telepsychiatry）等学科。远程医疗研究正在成为全球科技研究的热点。

远程放射学是远程医疗最早、最广泛的应用之一。边远地区的医院将电子计算机断层扫描（computed tomography，CT）、X线、磁共振图像传输到大城市的医院，在那里由相应的专家会诊。远程病理学，通过一个与远程通信设备相连的受控显微镜，由在远处的病理学家做出快速准确的诊断。这一应用，不再需要将病理标本送往远处实验室。

与放射线科类似，皮肤性病也非常适合于远程医疗的应用。因为皮肤性病的诊断主要依赖形态学，无论临床表现及病理切片均可处理为图片或影像用于远程医疗。远程皮肤医学趋向两种方式：远程动态影像或静态图像转发。前者需要有影像处理设备连接于患者和远程医生之间。这项技术作为一项皮肤医学的辅助内容正在被评估，然而该技术不论从设备成本还是运行费用上来说都是十分昂贵的。通常通过动态影像会诊的时间比常规会诊的时间长。有些专家认为静态图像的储藏和转发可以成为动态影像的一个替代选择而取代会诊，专家们可以迅速查看到传送过来的静态图片。

（1）远程医疗在航空航天的应用。

美国为推动太空事业的发展，把远程医疗拓宽到外太空，特别研制出一种可对宇航员进行无创性检测的远程医疗系统，主要通过综合传感器，随时存储、分析人体变化，为宇航员提供决策和指导，使宇航员的身体能得到很好地控制和调整。

（2）远程医疗在家庭保健中的应用。

自1982年起到现在，由美国圣弗朗西斯科和华盛顿州维吉尼亚梅森医疗中心监护的病人已超过 11 000 人。当电池快用完时，起搏器将改变其正常的工作节律，这可从心电图中检测出来，装在电话上的仪器可把心电图传给中心，中心能够在非常远的地方检测出这些异常问题，并及时通知病人。

（3）远程医疗在慢性病中的应用。

慢性阻塞性肺疾病（chronic obstructive pulmo－nary disease，COPD）是一组以慢性不可逆或可逆性气道阻塞、呼气阻力增加、肺功能不全为共同特征的疾病总称。作为一种常见的老年慢性病，COPD 在冬季容易因病情恶化而增加住院治疗率。Francisco 等提出了用于 COPD 病人的慢性病管理模型（chronic disease management model，CDMM）。慢性病人管理中心（chronic patient management center，CPMC）和远程访问单元（remote access unit，RAU）是构成 CDMM 的两个主要元素。CPMC 提供病人管理的所有服务，包含的模块有：呼叫中心、病人医疗记录接口、远程访问支持及健康教育素材等。RAU 包括病人单元和移动式家庭访问单元。COPD 病人的慢性病管理平台在西班牙巴塞罗那医院和比利时鲁纹医院进行了评估和临场实验。通过小规模试点，系统元素初始评估结果在技术质量、可用性和接受度方面获得不错的评价。

2. 国内远程医疗的应用研究

相对于国外，我国目前也已建立了相对完备的远程医疗综合服务体系，包括远程会诊、远程教育、远程咨询、远程手术转播、远程双向转诊等，但由于远程医疗在我国发展的时间较短，在法律法规、运营模式、医疗责任认定、收费方式、标准等问题上还存在许多亟待解决的问题，因此，众多远程医疗领域的专家学者根据实践经验，从不同的角度对远程医疗进行研究，经过科学分析和探讨，总结远程医疗发展过程中的经验，并做出有益的探讨和尝试，为我国远程医疗事业的发展奠定了理论基础。

陈妍妍等在研究中指出，县级医院作为农村三级医疗卫生服务网络的龙头，是连接城乡医疗服务体系的重要纽带。如何有效推进县域医疗卫生服务体系综合改革，是切实缓解农村居民“看病难、看病贵”问题的关键环节，也是统筹城乡卫生发展的重大举措。并从远程医疗有利于降低县医院转诊率、有利于分级医疗的实现、有利于加强县级医院专科建设、促进县级医院人力资源素质的提高、提升县级医院应急反应能力等几个方面论述了远程医疗对县域医疗服务体系的提升作用。同时也指出目前我国远程医疗存在诸如信息化碎片、缺乏规范的收费标准、技术操作人员素质有待提高、法律法规不健全等诸多问题，并给出了相应的纾解建议。

黄应斌等指出，随着新医改的持续深入推进，远程医疗服务将在医疗、保健、咨询、教学、新技术交流、院际间合作、社区服务和优质医疗资源共享等方面发挥越来越重要的作用。长期以来，远程医疗所涉及的费用管理问题因种种原因未得到妥善解决，特别是远程会诊实时结算无法实现，导致医疗资源付出未能得到及时回报，如医生劳务费用和系统运行费用长期处于亏损状态，使远程医疗难以走向良性运行。研究在分析远程协同医疗结算服务需求的基础上，设定了远程协同医疗费用结算系统的设计目标，并设计了远程协同医疗费用结算系统的主要功能及流程，对其创新点和技术难点进行了分析，并指出了实践工作中存在的问题及未来工作需要突破的方向，即远程医疗服务项目、收费项目、结算与付费方向等方面的标准化。

殷一栋等通过对国内远程医疗的发展现状进行分析总结，目前实现远程医疗的两种方式：移动应用方式和终端虚拟化方式。根据自己所在医院的业务需求，采用终端虚拟化技术实现远程医疗，并阐述了项目实施后的评价。认为终端虚拟化技术在移动医疗领域的探索应用也将为今后区域卫生信息平台建设和医院与社区双向转诊、社区医生到居民家服务提供宝贵的实践经验，为通过技术手段全面提升医疗服务水平开辟新的通道。

李勇等在《新疆地区远程医疗发展动态分析》一文中指出，采用环比增长率和平均发展速度相结合的方法对新疆地区远程医疗会诊发展动态进行分析，以期更加清晰地反映新疆地区远程医疗会诊发展动态变化趋势，更好地预测新疆地区远程医疗会诊未来需求量。通过分析，新疆地区的远程医疗会诊量呈逐年上升趋势，绝对增长量为每年 2 000 人次以上，发展速度不平衡，每年的环比增长率在 13.9%～59.9%浮动，预计到 2018 年远程会诊量达 58 200 例；各地区会诊量呈逐年上升趋势，但会诊量增量变化不一，发展速度差异明显，距离乌鲁木齐越远的地区对现代信息远程技术的需求越大，远程医疗会诊量也越大；远程会诊学科需求量也有明显差异，与新疆地区疾病谱呈正相关，与新疆地区常见病、多发病中疑难危重病种的分布也呈现显著的相关性。通过以上分析，研究指出新疆地区各级医院对远程医疗的需求日益增加，远程医疗的发展只有走向常态化、规范化和有序化内涵建设之路，才能将远程医疗成果广泛转化应用于临床实践，真正体现远程医疗的价值和效益。

张帧等在《基于即时通信工具的远程医疗系统架构》一文中引入即时通信工具，跨越医院间的系统架构差异，结合远程医疗多媒体模块，整合专线网和宽带网，实现医院间远程医疗业务随时随地交互，建立了互通互联、随时随地获取信息、常态化运营的全开放远程医疗系统，同时探索常态化、市场化的远程医疗服务模式，推广远程医疗应用、提高远程医疗资源利用率。作者最后指出全开放远程医疗系统将对传统的医疗业务产生重大影响，并产生巨大的经济、社会和管理效益。

牛瑛等根据在中山市人民医院的实践经验，通过建立云计算虚拟应用服务平台，结合通信运营商 3G 或 4G 网络实现远程移动医疗（办公）工作站，在移动终端上调用各种应用系统，在院内或院外都可以对医疗文书（含医学影像）进行查询和编辑，方便医护人员和管理人员实时处理事务。让“无处不网络”变成了“无处不应用”，实现网络可达、应用可达，使移动医疗建设成本更经济，维护成本更低，应用范围更大、更灵活。

郭美娜、刘林森在研究中指出，随着互联网的日益普及，尤其是高速宽带通信的应用和 4G 移动时代的来临，远程医疗在近几年得到了长足的发展。3G、4G 通信的远程医疗结合移动通信和无线互联网技术，能够实现无线远程医疗、远程监护和远程医疗教学等。它融合了移动通信和多媒体网络技术，可以提供足够带宽以保证大容量多媒体数据的安全传输；随着远程家庭监护的推广，患者可以随时随地得到医护人员的帮助和救护，特别是在灾害、事故突发地更加发挥了其独特优势，为远程医疗的应用提供了强有力的技术支持。

滕晓菲等在研究中指出，影响远程医疗发展的另一关键因素——用户终端设备目前没有得到相应的发展，这在很大程度上限制了远程医疗的应用领域，使得远程医疗难以在社区和家庭普及。穿戴式医疗仪器与无线通信技术及网络技术的结合，更使移动医疗成为可能。穿戴式医疗仪器具有生理信号检测和处理、信号特征提取和数据传输等基本功能模块，可以实现对人体的无创检测、诊断和治疗。它一般具有可移动操作、使用简便、支持长时间连续工作、智能显示诊断结果、异常生理状况报警和无线数据传输等特点。它所涉及的主要研究方向包括：传感器涉及、生物适应性研究、多传感器数据融合、区域传感网络开发、系统优化、电池寿命延长、实时无线传输，以及系统安全与可靠性提高等。

杨琳在研究中指出，随着我国人口结构的老龄化，疾病的预防和控制也逐步转变到以慢病和预防为主的医学模式，要求新一代数字健康工程技术向家庭个人和基层社区参与的方向发展，建立以全程健康管理为目标的医疗健康服务平台日益受到关注。物联网和云计算在近些年的快速发展和成熟为推进医疗服务的深度和广度提供了解决方案。医疗物联网通过泛在感知设备的互联互通，支持医疗健康信息自动化采集、智能化传输、全局化决策分析和全流程辅助，从而提高医疗服务能力与效率、改善医疗服务质量与模式、实现面向全程健康管理的智慧医疗。目前，我国医疗物联网系统正在快速发展，利用物联网具有的全面感知、可靠传递、智能处理等优势，建设远程口腔医疗系统来提升我国口腔疾病整体的诊疗水平，并通过健康的检测、辨识与调控，推动口腔医疗模式从以疾病诊疗为主向以预防与保健为主转变，创建新型的健康服务管理模式。

李虹彦等探讨了远程医疗在老年保健中的作用。日益增长的老年人口给医疗卫生系统带来了巨大压力。近几年，远程医疗已得到全球卫生行业的广泛重视及应用，并逐渐成为政府、医院管理者、医学专家和老年患者及其家属普遍接受的新型医疗服务模式。在老年保健领域，远程医疗主要应用于远程诊断与治疗、远程监护、远程咨询与教育、远程家庭健康与社会支持等方面。远程医疗服务有助于减少老年慢性病死亡和伤残、提高老年人独立生活能力、缓解医疗卫生资源压力并降低社会和个人的医疗保健成本。但是在目前远程医疗法律法规不健全的情况下，发展远程医疗在老人保健应用的同时，医务人员应避免发生医疗事故并注意保护老年人的隐私。

1.3 远程医疗研究的创新点

1.3.1 构建基于平台化思路的远程医疗系统模型

本研究在整合现代通信技术、音视频技术、物联网技术、云计算技术等基础上集成创新，形成了基于私有云平台的远程医疗系统构建技术，包括总体架构、业务模型、系统设计、存储平台、备份系统、管理平台等多领域的远程医疗平台构建技术实施体系，构建了具有自主知识产权的基于私有云平台的远程医疗服务系统，形成了省—县、乡—村的四级远程医疗服务体系，并据此形成了多个行业标准和规范。

基于私有云平台的远程医疗系统是采用云计算技术，为区域内医疗机构、卫生管理部门、接入医院、医护人员、病人、城乡居民、远程医疗行业研究人员等各类机构和人员，提供远程综合会诊、远程影像诊断、远程心电诊断、远程医学教育、远程预约、双向转诊、远程重症监护、远程病理诊断、远程手术示教、远程查房、远程急救、健康管理等为主体的医疗、教学、科研和管理服务的共享与协作平台。

1.3.2 建立以数据交换平台为主的远程医疗交互模式，实现多源异构医疗信息的对接和交互

本研究建立了以数据交换平台为主的远程医疗交互模式，实现了多源异构医疗信息的无损传输和交互，改变了传统的以视讯会议系统为主的远程医疗交互方法。远程会诊模式的转变代表着未来远程医疗的发展方向，基于数据共享、数据交互的远程医疗活动，提高了远程医疗的可靠性，解决了远程医疗系统与医院信息系统对接困难的问题。

数据交换平台总体架构包括标准管理层、数据接入层、数据交换层、数据存储及服务层、公共组件层，信息发布层、业务应用层、运维管理层及门户集成层。以数据交换平台为主的远程医疗交互模式为各类医疗协同服务应用提供了开放式的平台基础服务，包括数据收发服务、数据访问服务、数据

存储服务、公共组件服务、信息发布服务和集成服务等。数据交换平台不参与具体业务过程，只为各业务应用系统提供数据服务，如会诊过程，负责各业务系统的统一入口、出口和结果数据管理；平台与各业务应用系统是互补关系，避免了同一项目中的常见竞争，降低了项目建设中的沟通与协调难度。

1.3.3 构建基于远程医疗平台的急救一体化模式，实现系统开发与应用

当发生突发医疗事件时，卫星指挥车和数字化救护车快速到达指定位置，通过卫星、光纤、4G 网络、微波等通信技术，快速建立应急指挥系统，在急救车到达现场的第一时间，即通过远程医疗系统建立救护车与接诊医院、远端专家的信息通路，急救医生完成患者初步健康信息的搜集并上传管理平台，信息内容完整涵盖车内患者生命体征波形、快速抢救病历及视音频信息、患者专科诊断诊疗信息等，并在急救车上开具院内检查单待检，院内专家迅速根据院前医生的信息进行视音频交流，下达抢救指令，准备院内急救流程，从而真正支持远程救护指导、提前制订抢救方案与接诊准备，真正建立起院前急救和院内急救一体化的急救绿色通道，增加患者的救治成功率。

1.4 本章小结

远程医疗是解决我国当前医疗卫生领域突出问题的重要途径之一，本章阐述了远程医疗的概念、开展远程医疗系统构建技术研究的意义，梳理了远程医疗系统的研究现状，为后续章节奠定了基础。

第 2 章　远程医疗服务的技术研究

2. 1　远程医疗的主要支撑技术研究

2. 1. 1　远程通信技术

远程通信技术在最近十年中得到了长足发展，为远程医疗应用提供了强有力的技术支持。远程医疗传输的医学信息主要有数据、文本、视频、音频和图像等的形成。在远程医疗中，医生的诊断质量来源于传输的医学信息质量，因此医学信息的传输一定要保证其不失真、稳定和安全。远程医疗系统通过广域网（WAN）实现远距离的图像、视频等数据传输。目前运营的 WAN 主要交换方式有公共交换电话网络通信、综合业务数字网通信、混合光纤同轴电缆网通信、卫星通信、移动通信等。

1. PSTN 通信

公共交换电话网络（public switched telephone net-work，PSTN），是一种常用的旧式电话系统，即我们日常生活中常用的电话网。PSTN 通信是最早的远程医疗通信方式，从电话收集和分析获得的信息来确定问题的紧急程度和需要医疗干预的程度。电话治疗类选择通常由医疗工作者与患者通过电话进行交流，通过一系列的分析法分析病人主诉情况，由此评估当前伤病的严重程度。

PSTN 通信虽然方便了患者的诊断与救治，但作为简单的通信工具，在远程医疗方面，仍有不足之处：①在会诊过程中，缺乏影像等图像数据；②患者无法实时查体；③大量的医疗数据只能通过口头描述。

2. ISDN 通信

综合业务数字网（integrated services digital net-work，ISDN），是一个数字电话网络国际标准，是一种典型的电路交换网络系统，兴盛于 20 世纪 80 到 90 年代。由电话综合数字网 IDN 演变而来，向用户提供端到端的数字连接，并且支持一切包括语音、数字、图像、图形、传真等在内的广泛业务，且通过一组有限的、标准的多用途用户网络接口获得相应的业务。

ISDN 采用全数字通信技术，具有快速传递数字信号功能，为用户提供多种通信业务，其中会议电视是最重要的交互型通信业务，它所提供的清晰图像和高保真声音可用于在全球范围内进行广泛的信息交流。微电子技术和计算机多媒体技术的发展，提供了许多现代化的医疗和教学设备，用这些设备与 ISDN 有机结合，实现了远程医疗会诊、远程医疗教育、远程健康护理、远程学术交流等远程医疗活动。

ISDN 虽然有不少优点，但也有不足之处：①相对于 ADSL 和 LAN 等接入方式来说，速度不够快，上网速率仅为 128kbps；②长时间在线费用会很高；③设备费用并不便宜。

3. HFC 通信

混合光纤同轴电缆网（hybrid fiber coaxial，HFC），是一种经济实用的综合数字服务宽带网接入技术。HFC 通常由光纤干线、同轴电缆支线和用户配线网络 3 部分组成，把有线电视台的节目信号先变成光信号在干线上传输；到用户区域后把光信号转换成电信号，经分配器分配后通过同轴电缆传送到用户。它与早期 CATV 同轴电缆网络的不同之处主要在于：①在干线上用光纤传输光信号；②在前端需完成电—光转换；③进入用户区后要完成光—电转换。

HFC 通信系统是介于全光纤网络和早期 CATV 同轴电缆网络之间的一个系统，它具有频带宽、用户多、传输速率高、灵活性和扩展性强及经济实用的特点，为实现宽带综合信息双向传输提供了可能。

HFC 是一种发展前景广阔的通信技术，可以采用 HFC 技术向居民住宅提供融合了数据和视频的远程医疗服务。HFC 支持现有的、新兴的全部传输技术，其中包括 ATM、帧中继（frame relay）、SONET 和 SMDS 等。但是，这一技术还存在一些设计缺陷，网络的建设和部署成本也比较昂贵，并且存在因网络结构使每个光节点的用户数不宜太多的不足。总之，要大范围普及这种系统还要做大量工作。

4. 卫星通信

卫星通信系统实际上也是一种微波通信，它以卫星作为中继站转发微波信号，在多个地面站之间通信。卫星通信的主要目的是实现对地面的“无缝隙”覆盖，由于卫星工作在几百、几千，甚至上万公里的轨道上，因此覆盖范围远大于一般的移动通信系统。但卫星通信要求地面设备具有较大的发射功率，因此不易普及。

卫星通信系统由于具有三维无缝覆盖能力、独特灵活的普遍服务能力、覆盖区域的可移动性、广域复杂网络构成能力、广域 Internet 交互连接能力，以及特有的广域广播与多播能力、对应急救灾的快速灵活与安全可靠的支持能力等特点，已经成为实现全球通信不可或缺的通信手段之一。

卫星通信系统由卫星端、地面端、用户端 3 部分组成。卫星端在空中起中继站的作用，即把地面站发上来的电磁波放大后再返送回另一地面站。卫星星体又包括两大子系统：星载设备和卫星母体。地面站则是卫星系统与地面公众网的接口，地面用户也可以通过地面站出入卫星系统形成链路，地面站还包括地面卫星控制中心，以及跟踪、遥测和指令站。用户端即各种用户终端。

按照工作轨道区分，卫星通信系统一般分为低轨道卫星通信系统（LEO）、中轨道卫星通信系统（MEO）、高轨道卫星通信系统（GEO）即同步轨道卫星通信系统。目前，同步轨道卫星通信系统主要用于 VSAT 系统、电视信号转发等，较少用于个人通信。由于卫星通信在远程医疗上成本过高，主要用于航海航天、战场救护、地震援救、极地探险等特殊条件下。

5. Internet 通信

随着互联网的飞速发展，带宽不再是制约数据传输的瓶颈。Internet 在成本和技术要求上比较低、通信速率比较高，并且资源共享能力强，而数字化技术的应用，特别是 DICOM 标准在医疗设备中的广泛应用，使得 Internet 通信在远程医疗系统中的应用得到了空前的提高。基于 Internet 的通信方式主要有以下几种：X. 25 网、帧中继网、DDN 专线、xDSL 调制解调器等。

X. 25 网络是第一个面向连接的网络，也是第一个公共数据网络。其数据分组包含 3 字节头部和 128 字节数据部分。其运行 10 年后，于 20 世纪 80 年代被无错误控制、无流控制、面向连接的新的被称为帧中继的网络所取代。

帧中继（frame relay）是基于分级交换的原理发展起来的，只包括开放系统互联 OSI 参考模型的物理层和链路层两部分，它是根据 ITU－TQ. 992 建议的核心层组织的，智能终端设备将数据发送到链路层，封闭在链路层 LAPD 帧结构中，实现以帧为单位的信息传送的处理。帧中继只进行差错检查，不进行分组的重发处理，并且分组层的流量控制等规则都留给双方的智能终端去处理，这样大大地简化了处理过程，并使用光纤作为传输介质，因此误码率极低，能实现近似无差错传输，减少进行差错校验的开销，提高网络的吞吐量。帧中继是一种宽带分组交换，使用复用技术时，其传输速率可高达 44. 6Mbps。但不适于传输如语音、电视等实时信息，仅限于传输数据。

帧中继是一种用于连接计算机系统的、面向分组的通信方法。主要用于公共或专用网上的局域网互联及广域网连接。大多数公共电信局都提供帧中继服务，并把它作为建立高性能的、虚拟广域连接的一种途径。

数字数据网（DDN）是为用户提供专用的中高速数字数据传信道，以便用户用它来组织自己的计算机通信网。当然也可以用它来传输压缩的数字话音或传真信号。数字数据电路包括用户线路在内，主要是由数字传输方式进行的，它有别于模拟线路，也就是频分制（FDM）方式的多路载波电话电路。传统的模拟话路一般只能提供 2400～96bps 的速率，最高能达 14. 4～28. 8kbps。数字数据网就是为用户提供点对点、点对多点的中高速电路。

DSL（digital subscriber line）即所谓的数字用户环路。DSL 技术是基于普通电话线的宽带接入技术，在同一铜线上分别传送数据和语音信号。DSL 接入技术的基础系统架构与原理基本上是相似的，按这些技术在信号传输速率与距离、具体实现方式及上下行速率的对称性等方面是否相同可分为速率对称型和速率非对称型两种。速率对称型的 xDSL 有 HDSL、SDSL 等多种形式。非对称型的 xDSL 有 ADSL 和 VDSL 等数种，因其下行速率很高，适用于下行数据量很大的 Internet 业务。最近又出现了速率自适应的 RADSL，它克服了 ADSL 在强噪声条件下中断通信的缺点，能自适应地降低速率、保持通信连接。

6. 移动通信

基于移动通信的远程医疗结合了高速移动通信和多种模式无线通信技术，能够实现无线远程医疗、远程监护、远程医疗教学等。它不仅融合了移动通信和多媒体网络技术、可提供足够的带宽以保证大容量多媒体数据的安全高速传输外，还有助于医疗资源的高度共享。随着远程家庭监护的推广，患者可以随时随地得到医护人员的帮助和救护，特别是在灾害、事故救援中能够发挥独特的优势。

第四代移动通信标准比第三代标准具有更多的功能。第四代移动通信可以在不同的固定无线平台和跨越不同频带的网络中提供无线服务，可以在任何地方接入互联网（包括卫星通信和平流层通信），能够提供定位定时、数据采集、远程控制等综合功能。此外，第四代移动通信系统是集成多功能的移动通信系统。

4G 移动通信具有非对称的超过 2Mbps 的数据传输能力。4G 能够快速传输数据，高质量音频、视频和图像等；能够以 100Mbps 以上的速度下载。此外，4G 可以在 DSL 和有线电视调制解调器没有覆盖的地方部署，然后再扩展到整个地区。

远程医疗利用移动通信，实现了病人生命数据实时收集、远程会诊救治、车辆及医疗人员智能调度等功能。通过远程医疗与移动通信的结合，在患者送往医院救治途中，可通过救护车上的系统设备提前将患者的心电、血压、血氧、呼吸等参数上传至医院计算机系统，急救医生远程获取病人实时生命体征数据，提前准备急救方案，确保患者得到及时救治。同时，针对紧急情况，随车医护人员还可以借助移动通信设备与急救中心专家实时交流、共同会诊病情，并在专家指导下对患者进行及时救治，提高急救成功率。此外，通过将急救车辆、随车人员、拟送医院等信息纳入数据库，实现对派出车辆的实时定位、路线指引等智能调度管理，提升急救中心和医院的信息化管理水平。

2.1.2 医学信息学技术

医学信息学技术作为远程医疗研究和应用中另一个重要的支撑技术，包括各种医疗信息的检测、采集、存储、显示、处理、查询、管理技术及各种数据库技术。

远程医疗需要获取的信息主要有诊所或医院的实时监控数据、患者病历、医生诊断等资料，通过影像检查设备采集的影像信息，实时体格检查采集到的音频、视频信息。这些信息很多是直接由医疗检测设备而来，如患者的体温、血压、X线片、CT图像、B超图像等。因此，如何对医学信息进行预处理，以及如何使用现有的医疗设备与通信手段方便、快捷、安全地接口都成了至关重要的问题。对非实时的医学信息可以采用包括滤波、压缩、编码打包、精确扫描等手段来处理。对需要实时采集及传输的医疗影像等数据，可以从医疗设备直接获取。

20世纪90年代以来，随着以计算机技术为代表的信息技术在医疗工作包括数据通信，医疗质量评估，辅助决策过程、管理、规划和科学研究中的广泛应用，医学信息学的研究和教学受到世界各国的普遍重视。由于信息技术的迅速发展，使得医学信息学研究获得了良好的技术基础，医院信息系统和医学检索与服务系统研究取得了丰硕成果。

医学信息学以信息技术在医学中的应用为主要内容，归纳起来有以下几方面。

1. 电子病历

电子病历是医学信息学的一个重要研究方向，其实现是最为困难、最富于挑战性的一项工作，也是医学及医院信息化最迫切需要解决的热点问题。电子病历的作用在于完整地记录临床的各种信息，并实现基本的临床决策支持系统以减少医疗错误。

电子病历的优点为：完整的电子病历存储系统支持多个用户同时查看，

保证个人医疗信息的共享与交流。通过网络医生可以在家中或世界任何一个角落随时获得患者的电子病历。此外，电子病历不再是一个被动的医疗记录，其通过与图像信息的整合，可提供实时医疗监控、药物剂量查询等多种功能。由此可见，电子病历已成为新兴信息技术和信息工具的基础。

2. 医院信息系统

医院信息系统是计算机技术、通信技术和管理科学在医院信息管理中的应用，是计算机技术对医院管理、临床医学、医院信息管理长期影响、渗透及相互结合的产物。其子系统包括医院管理、病案管理、医疗信息统计、临床信息管理、医学图像处理、医学信号处理、护理信息系统、专家辅助诊治系统、药品与医疗器械管理、医疗设备和辅助医疗设备管理、医学信息检索与管理、医学信息分析与利用、财务管理、文书档案管理等。

研究认为，信息技术对临床医学最大的影响是其改变着传统的临床医疗过程。这主要是因为连接医院内部各部门之间的院内信息系统和连接医院与院外网络的院外信息系统，使院内外的信息交流变得非常方便和快捷。医院信息系统使很多实验室检查和其他仪器检查的预约和结果汇报变得十分方便迅速，也使多学科工作人员能够共享有关信息和实验结果，更加有利于医学合作。

由于医院内外网络系统的形成，由此产生了各种新的概念，如网络医院、网上咨询、网上预约、网上挂号、网上诊室、网络药店、远程医疗等。尤其是宽带网的建立，患者可通过视频在网上就医而不需要赶到遥远的医院就诊，医生可以通过患者家中的视频摄像机实时了解病人情况而不需要到病床前查房。

3. 医学影像信息学

以往影像学研究侧重于影像，忽视了信息学，导致影像信息学科发展缓慢。近年来，医学影像数据库与二维、三维结构及可视化的结合将医学影像信息学带入了一个崭新的时代。现代影像信息学研究的重点包括图像传递标准、传递规则、医学术语、信息压缩、图像数据库索引及图像病例传递安全等，从“虚拟细胞”到“虚拟人”，当前影像信息学从分子水平、细胞水平、组织水平到个体水平都得到广泛的应用。而医学影像工程应用中的关键核心系统是医学图像归档与通信系统，它是现代医学影像信息学在临床各种应用中的关键使用工具和信息技术手段，其融合各种医学图像的获取、处理、归档、复制、分析、比较以及资源共享、远程传送、异地会诊于一体，成为一个现代医学影像诊断处理中心。

2.1.3 音视频传输技术

多媒体信息主要包括图像、声音和文本 3 大类，远程医疗过程中产生的图像、视频、音频等信号的信息量之大，是传统的面向文字的应用所不能想象的。因此必须采用合理的数据压缩算法，以实现在有限的带宽中及时准确地传输大量的数据。在远程医疗系统中，我们主要应用了 JPEG 压缩算法和 H. 264 压缩算法。

H. 264 是国际标准化组织（ISO）和国际电信联盟（ITU）共同提出的继 MPEG4 之后的新一代数字视频压缩格式。H. 264 是 ITU－T 以 H. 26x 系列为名称命名的视频编解码技术标准之一，是 ITU－T 的 VCEG（视频编码专家组）和 ISO/IEC 的 MPEG（活动图像编码专家组）的联合视频组(joint video team，JVT）开发的一个数字视频编码标准。H. 26L 这个名称虽然不太常见，但一直被使用着。H. 264 是在 MPEG－4 技术的基础上建立起来的，其编解码流程主要包括 5 个部分：帧间和帧内预测（estimation)、变换（transform）和反变换、量化（quantization）和反量化、环路滤波(loop filter)、熵编码（entropy coding)。

H. 264 最大的优势是具有很高的数据压缩比率，在同等图像质量的条件下，H. 264 的压缩比是 MPEG－2 的 2 倍以上，是 MPEG－4 的 1. 5～2 倍。H. 264 压缩技术将大大节省用户的下载时间和数据流量收费。值得一提的是，H. 264 在具有高压缩比的同时还拥有高质量、流畅的图像，容错能力强，H. 264 提供了解决在不稳定网络环境下容易发生丢包等错误的必要工具，同时，H. 264 提供了网络抽象层（network abstraction layer)，使得 H. 264 的文件能容易地在不同网络上传输（如互联网、CDMA、GPRS、WCDMA、CDMA2000 等)。正因为如此，经过 H. 264 压缩的视频数据在网络传输过程中所需要的带宽更少，也更加经济。

2.1.4 物联网技术

物联网是一个最近形成并得到迅速发展的技术。它是通过射频识别（radiofrequency identification，RFID）、传感器、全球定位系统（GPS）、激光扫描仪、微机电系统（MEMS）等信息传感设备，利用无线通信把任意物品连接起来进行信息交换和通信，以实现智能化识别、定位、跟踪、监控和管理的一种网络。随着互联网技术中高速宽带通信的应用和5G时代的到来，基于现代网络的信息系统建设在我国医疗领域的应用也日益广泛。

无线射频识别是一种通信技术，可通过无线电讯号识别特定目标并读写相关数据，而无须识别系统与特定目标之间建立机械或光学接触。无线电的信号是通过调成无线电频率的电磁场，把数据从附着在物品上的标签上传送出去，以自动辨识与追踪该物品。某些标签在识别时从识别器发出的电磁场中就可以得到能量，并不需要电池；也有标签本身拥有电源，并可以主动发出无线电波（调成无线电频率的电磁场）。标签包含了电子存储的信息，数米之内都可以识别。与条形码不同的是，射频标签不需要处于识别器视线之内，也可以嵌入被追踪物体之内。

无线传感器网络由许多分布在空间中的网络节点组成，网络节点之间利用无线通信技术进行通信，建立网络拓扑结构。网络节点使用传感器监控不同位置的物理或环境状况。基于无线传感器网络的远程医疗监护系统是一种现代化远程医疗监护系统，它利用医疗传感器作为生理信息采集接口，利用无线通信技术把采集到的生理数据传送到网关，再传送到远程监控中心，在远程监护中心对生理数据进行分析诊断，从而实现远程监控和远程医疗。基于无线传感器网络的远程医疗监护系统使患者获得较大的活动自由，患者可以不受时间、地点的限制，随时随地得到医院监护中心的监护，在出现紧急情况时可以被及时发现并救治。无线传感器网络融合了传感器技术、无线通信技术和嵌入式技术。基于无线传感器网络的远程医疗监护系统是对传统的医疗监护系统的优化和改进，也是医疗领域的一个应用发展趋势。

物联网技术的发展促使医疗设备、材料和患者的数据采集更加方便、快捷和准确。基于物联网技术的智能远程监护系统能够实现对远程产生的所有影像、文字、图片等资料的采集和保存，也能够采集医生在远程医疗过程中所采取的医疗行为。同时，能够将远程医疗前后患者身体所产生的生理反应等信息进行智能对比和分析，患者可以查看远程医疗的所有数据，实现远程医疗过程的可视化和智能化。

基于物联网技术的远程医疗可以实现对患者全方位、全天候的智能监控，对患者的生理数据进行实时采集，一旦有异常现象将立即发出报警。同时，这种智能监护不会严格限制患者的行动自由，患者可以在有效监测范围内随意活动，一旦离开监测范围则报警提醒，同时会将相关数据发送给医生、护士和监护人，从而在第一时间采取应急措施，避免出现意外。

物联网技术的出现将提高在协调作业过程中的信息化、自动化和智能化水平，从而实现最终的智能协同，降低出错率，使医院和医院之间、医院内部的协同作业能力得到提升，提升医院的响应速度和效率，对于挽救患者的生命具有重要意义。智能远程监护系统可以根据采集到的相关数据在系统数据库中进行智能匹配和选择相应的医疗解决办法，智能提示应该采取的医疗措施和注意事项。同时，在进行远程会诊时智能推荐医疗解决方案，以及对专家的解决方案进行记录并自动完善。

物联网技术应用于区域应急救援，可实现物资与人员的识别与实时定位、伤员生理信息采集与传输、基于移动手持设备的实时信息传输与交互及应急救援资源整合、信息集成与指挥决策，从而辅助救援行动、提高救援效率。物联网技术可应用于社区应急医学救援体系构建，平时利用健康小屋监测社区居民的生活环境、健康状况，建立健康档案，进行应急教育和宣传；发生突发事件时利用基于个体/家庭的紧急时间报警系统，以及社区的医疗服务人员实行紧急处置和就地救助，提高反应速度，争取救援时间。

远程医疗系统通过物联网技术可以对患者的各种生命体征信息进行远程实时监护，并通过定位识别技术获取资料，获取的资料将为急救时院内专家指导、病情评估、救治方案制订和资源规划等各项救护工作提供依据，提高急救成功率。

远程医疗主要利用物联网技术实现对医疗行业的资源整合，优化社会医疗卫生资源配置，提供具有个性服务、全面感知、智能监控等特点的智能远程医疗服务。基于物联网技术的智能远程医疗系统在未来的应用范围非常广泛，例如，按照应用场景可以用于：①家庭保健康复；②医疗机构；③职业监控；④灾害救治。同时，按照应用人群可以适用于：①新生儿、孕妇和产妇；②心脏病、糖尿病和高血压等高危慢性病病人；③患有老年痴呆等意识不清晰的老年人；④运动员等有需要实时监控的特殊人群。

基于物联网的远程医疗具有以下特点：

（1）实时性。用医疗传感器对病人的生理信号进行采集，采集后的生理信息立即被传送到系统的监控中心，使医生可以及时了解病人的生理状况。生理参数也得到实时地评估，得出判断结果，并将判断结果立即反馈，使病人实时了解自己的身体状况。

（2）地域上的灵活性。利用移动通信技术，可以在一定范围内布置监控节点，形成一个无线监控范围，病人戴上传感器后，可以在这个监控区域内较自由地活动而不影响监护。

（3）易于检测性。病人可以方便地穿戴监测装置。对于以前难以检测的项目，现在可以方便地检测。一些微型化的传感器可以置入人体内，在监控期间不用取出。不用每次动手术，以减少对人体造成的伤害。

（4）智能化。无线传感器医疗监护系统有自动检查机制和警告系统，系统会对病人的生理信息进行自动检查处理，通过自动检查可以知道当前病人的信息是否正常，如果不正常可以采取进一步的处理。

（5）人性化。基于无线传感器网络的远程医疗监护系统可以进行远程监护、远程诊断，病人可以在家里休养、活动，同时也使医生不必时时监守。这一特点减轻了医护人员的体力负担和精神压力。

基于物联网技术的智能远程医疗系统，将随时随地产生大量、多样、高速和有价值的数据，智能远程医疗的大数据时代随之到来。如何对海量的数据进行深入分析和数据挖掘，实现和提供随时随地地决策支持？云计算无疑成为重要选择，利用计算分布在大量的分布式计算机的特点，实现按需服务。因此，大数据和云计算的技术成熟度和应用程度将成为智能远程医疗的关键因素之一。

2.1.5 云计算技术

云计算（cloud computing）（图 2—1）是继 1980 年大型计算机到客户端，服务器的大转变之后的又一种巨变，是基于互联网的相关服务的增加、使用和交付模式，通常涉及通过互联网来提供动态易扩展且经常是虚拟化的资源。云计算是分布式计算（distributed computing）、并行计算（parallel computing）、效用计算（utility computing）、网络存储（network storage technologies）、虚拟化（virtualization）、负载均衡（load balance）、热备份冗余（high available）等传统计算机和网络技术发展融合的产物。

关键持征
宽带接入
弹性变化
可计量的服务
按需要的自助服务
资源池化
服务模型
软件即服务
Saas
平台即服务
Paas
基础设施即服务
Iaas
总署模型
公共云
私有云
混合云

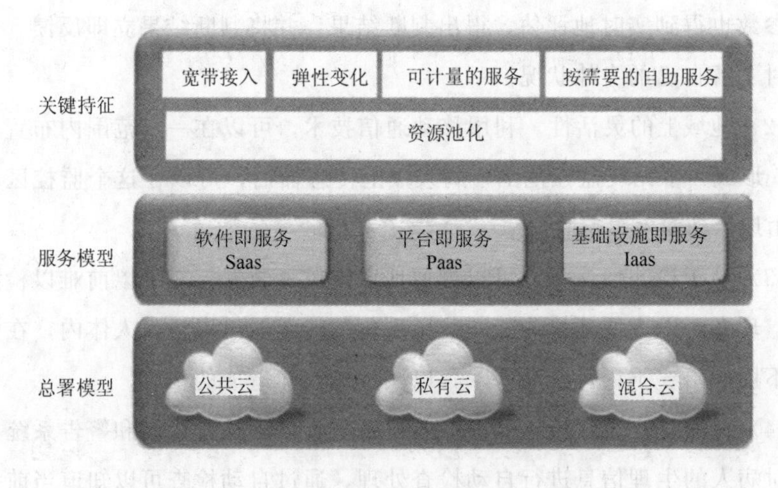

图 2—1　云计算

1. 云计算的界定

云是网络、互联网的一种比喻说法。过去在图中往往用云来表示电信网，后来也用以抽象表示互联网和底层基础设施。云计算甚至可以让人们体验每秒 10 万亿次的运算能力，如此强大的计算能力使其可以模拟核爆炸、预测气候变化和市场发展趋势。用户可通过电脑、笔记本、手机等方式接入数据中心，按自己的需求进行运算。

对云计算的定义有多种说法。对于到底什么是云计算，至少可以找到 100 种解释。现阶段广为接受的是美国国家标准与技术研究院（NIST）的定义：云计算是一种按使用量付费的模式，这种模式提供可用的、便捷的、按需的网络访问，进入可配置的计算资源共享池（资源包括网络、服务器、存储、应用软件、服务），这些资源能够被快速提供，只需投入很少的管理工作或与服务供应商进行很少的交互。

云计算使计算分布在大量的分布式计算机上，而非本地计算机或远程服务器中，企业数据中心的运行将与互联网更相似。这使得企业能够将资源切换到需要的应用上，根据需求访问计算机和存储系统，好比是从古老的单台发电机模式转向电厂集中供电模式。这意味着计算能力也可以作为一种商品进行流通，就像煤气、水电一样，取用方便，费用低廉。云计算与煤气、水电等资源的最大不同在于，它是通过互联网进行传输的。

2. 云计算的特点

被普遍接受的云计算的特点如下：

（1）超大规模。“云”具有相当的规模，Google 云计算已经拥有 100 多万台服务器，Amazon、IBM、微软、Yahoo 等的“云”均拥有几十万台服务器。企业私有云一般拥有数百上千台服务器。“云”能赋予用户前所未有的计算能力。

（2）虚拟化。云计算支持用户在任意位置、使用各种终端获取应用服务。所请求的资源来自“云”，而不是固定的有形的实体。应用在“云”中某处运行，但实际上用户无须了解、也不用担心应用运行的具体位置。只需要一台笔记本或一部手机就可以通过网络服务来实现我们需要的一切，甚至包括超级计算这样的任务。

（3）高可靠性。“云”使用了数据多副本容错、计算节点同构可互换等措施来保障服务的高可靠性，使用云计算比使用本地计算机可靠。

（4）通用性。云计算不针对特定的应用，在“云”的支撑下可以构造出千变万化的应用，同一个“云”可以同时支撑不同的应用运行。

（5）高可扩展性。“云”的规模可以动态伸缩，满足应用和用户规模增长的需要。

（6）按需服务。“云”是一个庞大的资源池，可按需购买；可以像自来水、电、煤气那样计费。

（7）极其廉价。由于“云”的特殊容错措施可以采用极其廉价的节点来构成“云”，“云”的自动化集中式管理使大量企业无须负担日益增长的数据中心管理成本，“云”的通用性使资源的利用率较传统系统大幅提升，因此用户可以充分享受“云”的低成本优势。

(8) 潜在的危险性。云计算服务除了提供计算服务外，还必然提供存储服务。但是云计算服务当前垄断在私人机构（企业）手中，而它们仅仅能够提供商业信用。政府机构、商业机构（特别是像银行那样持有敏感数据的商业机构）对于选择云计算服务应保持足够的警惕。一方面，一旦商业用户大规模使用私人机构提供的云计算服务，无论其技术优势有多强，都不可避免地让这些私人机构以“数据（信息）”的重要性挟制整个社会。对于信息社会而言，“信息”是至关重要的。另一方面，云计算中的数据对于数据所有者以外的其他用户是保密的，但是对于提供云计算的商业机构而言确实毫无秘密可言。所有这些潜在的危险，是商业机构和政府机构选择云计算服务、特别是国外机构提供的云计算服务时，不得不考虑的一个重要的前提。

云计算可以彻底改变人们未来的生活，但同时也要重视环境问题，这样才能真正为人类进步做出贡献，而不是简单的技术提升。

3. *云计算的服务形式*

云计算从服务模式上来讲主要包括基础设施即服务（infrastructure as a service，IaaS)、平台即服务（platform as a service，PaaS)、软件即服务(softwares a service，SaaS）等。

(1) 基础设施即服务。云计算中心可使用 IaaS 的模式将其资源提供给客户，通过虚拟化技术，虚拟数据中心可以将相应的物理资源虚拟为多个虚拟的数据中心，从而在用户一端看到一个个独立的、完整的数据中心（虚拟的)，这些虚拟数据中心可以由用户发起申请和维护，同时，这些虚拟数据中心还具有不同的资源占用级别，从而保证不同的用户具有不同的资源使用优先级。

(2) 平台即服务。PaaS 能给客户带来更灵活、更个性化的服务，这包括但不仅限于中间件作为服务、消息传递作为服务、集成作为服务、信息作为服务、连接性作为服务等。此处的服务主要是为了支持应用程序。这些应用程序可以运行在云中，并且可以运行在更加传统的企业数据中心。为了实现云内所需的可扩展性，此处提供的不同服务经常被虚拟化。PaaS 厂商也吸引软件开发商在 PaaS 平台上开发、运行并销售在线软件。

（3）软件即服务。一种通过 Internet 提供软件的模式，厂商将应用软件统一部署在自己的服务器上，客户可以根据自己实际需求，通过互联网向厂商定购所需的应用软件服务，按定购的服务多少和时间长短向厂商支付费用，并通过互联网获得厂商提供的服务。在 SaaS 模式下，企业不必再像传统模式那样大量投资于硬件、软件和人员上，而只需要支出一定的租赁服务费用，通过互联网便可以享受到相应的硬件、软件和维护服务，享有软件使用权并不断升级，这是网络应用最具效益的营运模式。同时，服务提供商通过大规模的客户收取相应的服务费用，一方面达到软件的最大利用率，另一方面也降低了客户现场频繁的实施和维护费用，将更多的精力投入到技术及服务质量上，更好地通过有效的技术措施保证每家企业数据的安全性和保密性。

应用云计算技术建设远程医疗网络可以更加合理地配置医疗资源、减少硬件投资、突破时间和空间的限制。采用分布式存储的办法让原始的医疗影像和其他医疗信息仍然保存在各家医院自己的 PACS 系统或者一个区域性的远程医疗数据中心；采用先进的传输技术使远方的专家不仅能够从视频上为病人会诊病情，还能实时地研究病人的 CT、磁共振、电子病历等医学图像，从而为病人做出正确的诊断。

2.2 平台化技术研究

2.2.1 平台化

1. 引入平台化的背景

面向对象设计思想和重构理论中强调在软件开发过程中，尽量不去修改已有代码，而是采用增量式开发方式，从而避免在对已有代码进行修改时引入新的 Bug（软件错误）。成熟的软件在代码编写完成后需要对其进行系统的测试，通过测试发现和解决代码中存在的Bug。当代码编写完成并通过系统测试后，我们就可以说这段代码是没有Bug、稳定的。如果对这段已经稳定的代码进行了二次修改，那这种稳定状态就被打破，也就无法保证这段代码的正确性，从而必须要重新对新修改的代码进行系统、全面地测试，才可以重新说明这段代码是稳定的。然而，在实际的商用软件开发过程中，一系列外在因素会影响该过程，如软件进度紧张、人员离职等。在这种情况下，只有通过提高软件开发效率，不要引入未知的风险元素，即上述的增量式开发理论。通过增量式软件开发过程可以减少不必要的软件测试工作，也可以减少对已有代码引入新Bug的风险。这也是软件工程中所提倡的“高内聚、低耦合”核心思想。

2. 平台化概念

为什么要强调软件架构设计？Martin Fowler的《敏捷软件开发：原则、模式与实践》指出：平台应该是在一定的需求范围之内，封装了为实现这些需求而必须具备的一些基本功能和执行逻辑的软件框架。这个框架是和具体的业务无关的，仅仅定义了一些为实现这些业务而必须具备的接口。并通过这些接口搭建起来的一个完整的、可运行的软件框架。在这个平台上，可以根据不同的需求，对平台定义的接口进行实现，进而来实现具体的业务。

3. 平台化分类

从平台的发展历史来看，大致经历了从操作系统平台到数据库平台再到业务基础平台的发展过程。总体上，多样的平台分为两类：一类是基于技术层次的基础架构平台，一类是基于业务模型的应用平台。其差异主要为：基础架构平台是传统中间件的延伸，它组建了一个可实现各种应用的统一技术支撑环境；基于业务模型的应用平台从应用需求出发，把工作流、内容管理等组合在一起，提供一个支持应用开发的平台。

有专家提出，基于业务模型的应用平台还有细分的必要，因为“基于业务”的应用平台同样可以有两种实现方法，比如可以从具体业务出发，深入分析应用需求，提出业务模型，再建立技术实现的平台；还有一种做法是把应用的共同技术特征抽象出来，基于组件式的开发技术建立平台。例如，在管理软件平台中，第一种做法可以建立人员组织模型、流程管理模型等，这与 IT 技术无关，然后通过软件建模满足不同的个性化管理需求；而第二种做法是把 ERP、CRM、OA 等模块均需要的一些技术（如工作流引擎）放入平台中，通过底层调用简化开发。

不管是哪种平台，它们共同的好处有两个：一是把复杂的软件系统通过分层的办法，简化了应用系统的实现方法，同时照顾了用户的个性应用；二是充分实现了软件业界的合力，大家既分工，又可以共享成果。

平台产品除了为客户应用提供运行环境（核心）支撑之外，还需要业务框架、标准应用模块，同时还需要提供开发工具。为使应用系统快速适应业务变化和满足客户深层需求，由此带来的技术开发的复杂性是平台厂商首先要正视的问题。

作为平台型软件产品，必须具备非常灵活的产品架构，在保证主体框架不变的前提下，让用户可以方便地进行改动，并通过一系列的技术简化手段，使用户在二次开发或配置时，达到周期短、成本低的目的。这些技术可大大降低客户实施的难度，为客户实施应用的成功打下基础。

综上所述，平台化就是要把软件开发人员从纷繁的开发工作中解放出来，让他们可以把主要精力都集中到相关业务功能的开发，从而提升开发效率，这也是平台化的目的。

2.2.2 平台构件设计技术

1. 音视频构件

通过音视频构件，可以实现对摄像机、麦克风的数据进行音视频采集和编码，可实现视频 MPEG1、MPEG2 等的编码，输出的格式由用户安装的 DirectShow 过滤器而定。

2. 节点管理构件

节点管理构件可以实现节点（分中心）的添加、删除、修改等操作，能够完成节点遍历、实现分布式节点部署和设置、完成节点任务调度。该构件在分布式系统中被广泛应用。

3. HTML编辑器构件

通过HTML编辑器构件可以实现文章、资料、新闻等信息的HTML编辑、存储和发布。

4. 分布式数据库访问构件

分布式数据库访问构件可实现对各节点的数据库进行查询和汇总操作。如通过输入关键字实现对患者信息的分布式查询和管理，并能实现患者信息转换成XML，便于对信息的处理。

5. 本地数据库访问构件

本地数据库访问构件可实现对本地数据库的访问，即查询、修改、删除等数据库操作。

6. 数据采集构件

数据采集构件可获取医疗设备上患者的检测结果，通过医疗设备的计算机软件控制接口获取数据，并按照数据标准和分类调用本地数据库访问构件，将数据加入检测结果库。数据采集构件因设备不同而异。

7. 用户界面构件

通过界面构件实现Web页面各类元素的表现、实现用户Web界面的设计，由于Web元素的不同相应的用户界面构件也不同，有表现文字的、图像的、表格的、视频的等。通过用户界面构件，可实现各分中心页面的个性化构建、灵活地设置网站页面的版块。

2.2.3 平台中间件设计技术

1. 应用中间件

应用中间件也称作应用服务器中间件，其核心框架和服务提供了底层的配置、日志、管理等功能，是应用系统开发、运行、管理、监控的支撑核心。其应用符合国际JEE5规范，并可以通过“自动配置Java EE应用集群的装置和方法”技术来满足云计算弹性调度环境部署。在核心上，是遵循Java EE标准实现的各种服务。应用在这种微内核的设计模式，使上层标准的服务实现与底层的系统资源管理分离，保持了软件模块间松散耦合。应用中间件的功能结构如图2—2所示。

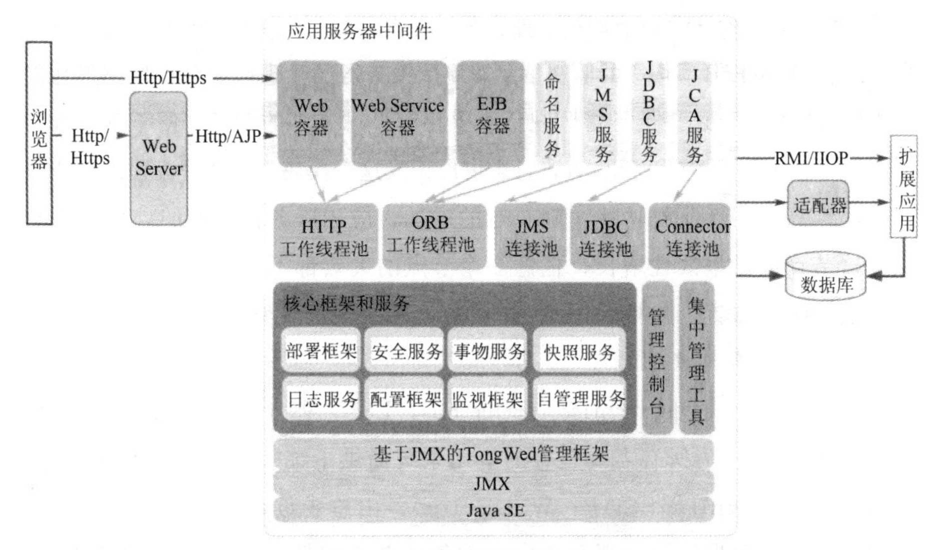

图 2—2 应用中间件的功能结构

应用中间件的技术规格如下：

(1) Java EE 应用服务器提供各种中文编码容错。常见中文编码错误包括以下几个方面：页面开发的 JSP 中默认不设置 pageEncoding 或 content-Type 中的 charset，导致 JSP 页面中文乱码的问题；重定向请求 URL 中包含中文字符导致重定向失败的问题；forward 和 include 请求 URL 中包含中文字符导致乱码的问题；Web 应用未设置请求参数解码的字符集，但请求参数中的名称和值包含中文字符导致乱码的问题；Include Html 页面中包含中文字符导致乱码的问题。Java EE 应用服务提供对以上中文编码错误的容错功能，提供对 Cookie 的中文字符支持。对于有下载文件功能的应用，免去对应答头中的中文文件名进行编码转换的实现过程。

(2) 开发框架兼容性。对于流行的开发框架提供功能支持，如 Struts2，Spring，Hibemate。对于使用大型框架（如 lifery）的应用，在应用服务器上运行得非常好，不需要修改任何应用的代码。默认使用 Sun 的 JSF 参考实现，如果想要使用其他 JSF 的实现，可以在应用的自定义部署描述文件中设置。为 Web 应用提供了可配置的类加载策略，当开源框架与应用服务器使用了同一个类的不同版本时，可以灵活地配置应用，使用所需要的类。

(3) 丰富的监视功能。应用服务器支持按照模块设置监视级别，不同的模块可以采用不同的监视级别，便于有针对性地查看监视信息。应用服务器提供的监视信息，既有JVM的监视信息，也有诸如JDBC连接池的服务级的监视信息，还有Web/EJB应用级的监视信息。应用服务器的管理控制台提供图形化的监视信息。另外，还提供了将监视信息保存到日志文件的功能，便于查看和分析。将日志级别设置到FINE时，日志可以记录这个模块内部处理流程的细节。

（4）高可用性集群功能。随节点的增加，应用服务器集群的处理能力与服务器节点数量呈线性增长，任意一个节点的失效都不会影响整个集群。支持多点的统一配置，包括采用Apache方案的统一配置管理。

2. 企业服务总线

企业服务总线（enterprise service bus，ESB）基于工业标准（J2EE规范、W3C规范）为所有需要整合的应用系统提供了统一的集成规范（Http/Https，JMS，XML，SOAP，WSDL……），由总线负责协调各应用系统间的服务调用、数据转换、消息路由，避免了系统间接口调用关系的紧耦合。全面支持服务化技术，如支持Web服务、Java服务、代理服务，提供服务发布、注册、调用、转换、编排、监控等工具，提供安全防护的措施，简化了服务的创建、封装、调用等烦琐的技术工作，并能够使用户灵活地编排服务，很好地监视、控制服务的运行状态和质量，以满足不断变化的业务需要和业务处理流程。企业服务总线ESB的功能结构如图2—3所示。

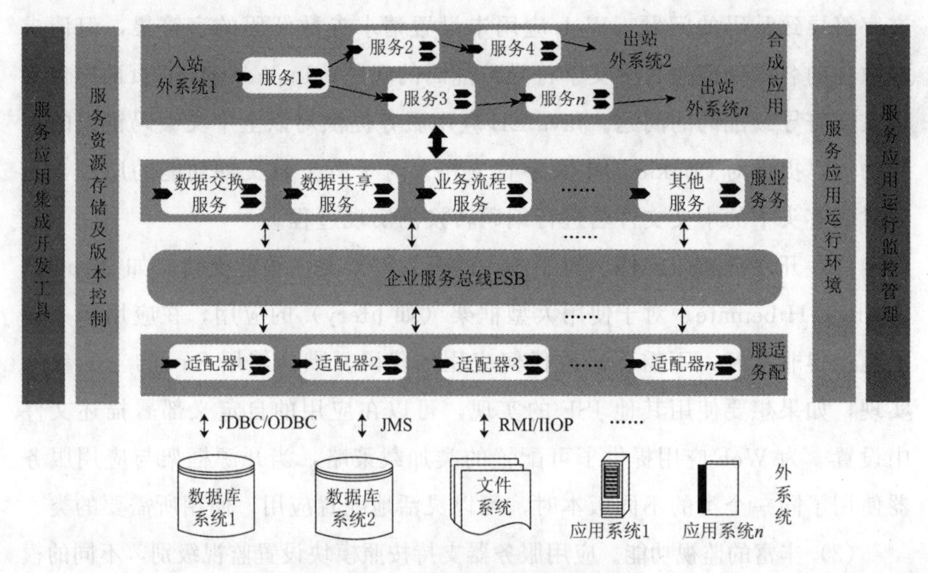

图2—3 企业服务总线功能结构

（1）标准规范支持。提供服务的定义、开发、注册、检索、寻址、认证、路由、安全、监控等功能，支持同步/异步、单向/双向等多种服务调用及通讯方式，支持 JMS、Http/Https 等标准通信协议和消息格式，可与消息中间件无缝集成，能够实现分布式异构系统间的松耦合，可以灵活地应对不断增加的应用集成需求，已成为用户信赖的 SOA 基础设施。

（2）Web 服务及服务库。提供 Java 服务、常用的 Web 服务等。能够将用户创建的 Java 服务、适配器服务等发布为 Web 服务，而且还提供访问外系统提供的 Web 服务的开发工具。不仅可以提供服务的注册、发现功能，还可以提供系统内置的服务注册库，也可以直接集成基于标准接口如 JAXR、UDDI 的服务注册库，进行服务的发布注册、复杂条件检索等，以便用户从服务注册库中检索合适的服务进行消费组装及注册管理，管理 Web 服务生命周期。

（3）代理服务。为方便 Web 服务的集中统一管理和访问，以及丰富用户已有的 Web 服务功能如加强安全机制，ESB 提供了快速开发代理服务的工具和向导，能够将用户现有遗留的应用系统或第三方提供的 Web 服务快速接入自身提供的服务总线，并由服务总线统一对外提供服务，并且对服务进行统一管理，如提供服务的定义、寻址、运行监控、负载能力统计等功能。

（4）服务编排。ESB 提供了基于 Java 的编码调试开发环境，能够让用户根据具体业务，开发相应服务或进行服务的合成与编排。Java 服务对外可以封装提供业务服务，供其他服务或应用消费；能够消费其他服务，将不同的业务服务进行组装，形成力度更大的业务服务。通过集成开发工具，既能进行服务的封装与调用，又能根据业务需要，将多个不同服务、组件按照一定的顺序进行编排和组合，满足用户集成需要。

（5）合成应用。将已经开发的业务服务和其所用到的服务建立连接关系，进行合成组装，构成一个能够打包和部署，完成某些业务功能的应用。合成应用是一个组件、服务的装配过程，其创建的成果是能够打包和部署的业务应用。通过合成应用，能够把 ESB 服务发布为 Web 服务。

（6）内容路由组件与模板。基于内容的路由是 ESB 的一个核心功能，即能够根据应用系统提交的请求内容，分析出具体目标应用的访问地址，并将请求内容准确送达目的应用。可以支持根据接收到的数据内容（也可称作数据对象）属性，通过 XML、UDDI 服务库、数据库等多种方式获取访问地址，支持 XPATH 表达式从输入 DO 中获取某个属性。

(7) XSLT 转换服务组件。XSLT 服务是用来对数据进行转换的一种服务，通过 XSLT 服务，一种数据格式可以轻松地转换为另一种数据格式。XSLT 服务的配置通过图形可视化拖拽方式操作进行。用户可以通过简单地拖拽连线等方式，使用提供的丰富函数，完成数据类型转换、过滤、加工处理等，无须用户编码和了解 XSLT 及 Java 等具体技术。

(8) 跨平台运行。基于 Java 和标准的 J2EE 规范实现，保证了集成平台本身及创建的服务、组件和业务流程应用能够跨平台部署和运行，支持市场上常见的 Linux、Windows 及大多数 Unix 操作系统。

(9) 服务管理。服务管理是基于企业服务总线 ESB 实现远程医疗服务注册、申请、审核、管理监控。服务默认采用 Web Service 方式。

①远程医疗服务注册：通过注册服务模块可以完成服务注册的工作，提供注册新服务、发布中服务、已发布服务等功能。注册新服务完成基本的服务信息，已完成注册的服务可以进行变更、撤销、启动、停止。

②远程医疗注册服务申请：获取全国远程医疗信息服务列表，可对期望获取的服务进行管理流程申请调用。

③远程医疗注册服务审核：为了提高服务的质量，通过国家、区域服务注册管理对各医疗机构注册的服务进行服务审核。支持单个和批量审核及退回。

④远程医疗注册服务集成：提供 Web 方式的注册服务集成向导，并可以启动企业服务总线 ESB 的服务编排工具，可以将数据库数据或 Http 请求进行服务化。

⑤远程医疗注册服务目录：提供查看所有服务的运行情况及服务历史版本情况，并可以对正在运行的服务进行停止、启动，调用示例包的下载、推荐等操作。通过历史服务目录可以查看被撤销服务的情况。

⑥远程医疗注册服务监控：状态监控是对所有服务的状态按照组织机构的树状结构显示出来。当组织机构中有服务停止或异常时，以红色显示；当

下级部门中有不正常的服务时，部门的状态也为不正常。调用监控监视最近的 5 次调用的情况，每隔 Ss（可配置）进行一次刷新，单击调用图上的点时下面会显示具体的调用情况数据。

⑦日志管理：通过日志管理可以查看系统的登录日志、操作日志、服务调用日志、审计日志等日志情况。

⑧统计分析：以服务为核心，从组织机构或状态等维度对服务进行统计，以图表或列表的形式进行展现。查看服务的分布情况，可以以组织机构、分类等方面进行统计，还可以进行深入钻取；统计服务在线的情况，查看服务登记情况、服务的申请情况、服务的供需情况、服务的调度情况及服务停止、启动等操作的统计情况。

⑨配置管理：通过配置管理可以管理服务分类信息及编辑服务所属分类信息，管理系统公告及附件信息。

⑩授时管理：授时管理提供了对授时服务器的时间展示、已经开通授时协议的其他服务器时间，以及对外提供授时的 Web Service 服务。

3. 通用文件传输

通用文件传输（GTP）是面向国家、省、市医院的远程医疗分布式应用的文件传输服务，以成熟的消息队列技术为核心，从而保证了其核心系统稳定可靠，具有良好的可扩展性和相当好的处理性能，并且易于管理和维护。同时，提供大数据量传输所需要的各种管理、部署和安全功能，使其方便易用。无须任何编码，只需进行简单的配置就可以轻松实现远程医疗全国各节点间的文件可靠、安全、高效地传输。具有以下功能特点：

（1）支持全国远程医疗的多重拓扑结构。可以构建多级的传输结构、多域网状结构，以适应拓扑内任意两点之间的文件传输要求，多节点之间能够快速方便地建立两两直接互传关系，而不是通过转发进行。

（2）提供域管理机制。提供独立域管理和分域管理两种模式。独立域管理是指主要有多个域且各个域之间无联系，而分域管理主要是通过中转节点与各个域之间的联系，能够解决一个管理中心压力过大的问题。

（3）提供多种可靠的文件传输功能。用户对各交换节点做少量简单配置，实现各种类型文件的传输，而对文件的大小不做任何限制。支持点对点方式和广播方式的文件传输；提供文件上传和文件下载服务；提供自动和手动传输模式，用户可以定义不同的自动传输任务，每个任务监控一个目录，当被监控的目录有新文件时，自动按照定义的规则、目标节点等信息，把文件传输到目的地。

（4）实时网络监控及管理。提供实时监控网络状态的管理功能。通过监控画面，系统管理员可以及时地发现网络故障及系统运行的异常情况，并通过系统提供的相关工具进行处理。可以在运行过程中对节点的通讯状态进行控制，可以打开或关闭某些节点。

（5）提供断点续传功能。当文件在传输过程中由于意外原因导致传输失败时，断点续传功能将负责从传输失败点继续发送该文件，而不是将整个文件重新发送。通过断点续传机制，既可以有效减少高故障率网络上的冗余通讯量，又可以避免极端情况下，如频率极高的网络抖动、文件传输的反复失败重传，保证了消息的完整性。

（6）提供一次性任务和周期性任务。通用文件传输任务按执行方式分为一次性任务和周期性任务两种方式。周期性任务表示需要按一定的规则定期循环执行、一直持续，除非用户主动停止，否则周期性任务创建后可立即开始执行，也可由用户按自己的需要启动并执行，或者定时执行。而一次性任务则指将一批符合条件的文件发送完成就停止的任务。

（7）提供多种文件过滤和后处理机制。用户可灵活指定发送文件的文件名过滤条件，同时，支持多个通配符的组合方式。文件发送完可删除，也可转移到成功目录下、失败目录下或指定的目录下等。接收文件后，可把文件移动到目的目录，并返回应答，若文件同名，提供一些选项，如可选择是否覆盖、报错提醒等。

（8）提供加解密和压缩解压机制。通过加密传输控制选项，系统可对发送的数据进行加密，在传输过程中对传输的数据可起到有效的安全保护作用，目的节点接收到加密的数据后，会对接收的数据自动进行解密，也可通过系统提供的加密函数接口，使用自己的加密函数库进行加密传输。通过提供压缩机制，方便用户进行大容量文件传送时提高效率，并且系统也能根据文件扩展名（如 zip. rar 等）智能地判断是否是压缩文件，若传输文件已是压缩文件，即使用户指定压缩选项，系统也能根据文件扩展名智能地判断，不再对传输文件进行第二次压缩，而直接进行传输，以提高处理和传输效率。另外，也可通过系统提供的压缩函数接口，使用自己的压缩函数库进行压缩传输。

(9) 提供生命周期机制。生命周期是任务所具有的属性之一，是用来控制文件从开始发送（即从正在发送列表中看到的发送起始时间）到最终被用户接收所允许的最长时间。若出现接收节点没有启动或网络断开等情况，则到生命周期时，正在发送的文件将被移动到失败目录；若接收节点启动且在接收过程中未到生命周期时，则文件将不受生命周期的影响继续接收。

(10) 完善日志机制。通过此机制可以方便灵活地记录传输日志、系统日志，调试跟踪日志及错误日志等。日志机制采用分级制，不同的日志级别对系统运行过程记录的详细程度不同。日志级别共分 5 级（0～4 级），级别越高，记录的数据越详细。

(11) 提供集中的资源和用户权限管理。通过系统部署的权限管理中心，对全网络范围内的节点资源、目录资源、用户资源等进行集中管理，并提供基于角色的权限管理服务，以保证全系统的资源访问安全。

(12) 提供多种告警机制。用户通过告警机制可及时发现提醒的错误日志信息，以及系统运行错误和任务运行错误等信息。

4. 数据集成

数据集成的 ETL（extract 抽取－transform 转换－load 加载）技术，其主要提供数据抽取、转换、加载功能。数据抽取即从源数据源系统抽取目的数据源系统需要的数据；数据转换，即将从源数据源获取的数据按照业务需求，转换成目的数据源要求的形式，并对错误、不一致的数据进行清洗和加工；数据加载，即将转换后的数据装载到目的数据源。技术结构由统一集成开发工具——ETL 开发工具、ETL 服务器、资源库 3 大核心部分组成，具有以下功能特点：

(1) 提供多种数据库及格式文件接入功能。基于标准的 JDBC、ODBC 接口，实现对各种主流数据库系统如 Oracle、DB2、SQL Server、MySQL、KingBase 等的支持；提供丰富的数据抽取和加载组件；支持普通文本、

CSV、XML、Excel 等多种格式的文件。

（2）资源统一存储。提供资源库，为 ETL 的元数据提供统一的存储机制，并对元数据提供各种管理功能，同时资源库还为 ETL 的分布式部署提供支撑。

（3）数据加工处理组件。数据集成中间件 ETL 内置大量的任务组件和转换组件，用户可以通过拖拽的方式快速完成各种复杂数据集成需求和集成的调度控制，如多源的数据合并、数据的路由、数据行列转换、字典表查询、定时重启、循环调度、流程告警等。

（4）多种数据抽取模式。支持各种数据抽取模式，如全量同步、增量同步（触发器、CDC）、双向同步等。

（5）并行计算数据处理。数据集成中间件 ETL 采用并行处理的方式实现数据的高效处理，数据在 ETL 中类似于流水线上的产品，逐行流经流程中的每个组件，每经过一个组件就被加工成一个既定格式的中间状态。数据经过一个组件的处理后被迅速交给下一个组件处理，同时，当前的组件已经开始处理新的数据。

（6）大规模集群处理。数据集成 ETL 集群技术允许转换或转换中的组件在多台服务器上并发执行，从而将转换的工作分摊到多台服务器上，提高 ETL 的数据处理效率。集群模式分为静态集群和动态集群。动态集群即动态地添加、删除集群中的服务器，实现对集群中服务器数量的动态调整，而不影响已有的转换流程的运行。静态集群主要偏重于数据处理和适合并发的组件。

2.2.4 远程数据采集技术

在一对一远程医疗、专家会诊和远程监护中，需要把病人的体征数据传递到远端医生的屏幕上并显示出来，传输的数据可以分为文本、图像、波形等，如血压、体温、心电图、脑电波、透视图像、B 超图像等。

目前，远程数据采集技术（如各类单片机、嵌入式以太网控制芯片、配置网络接口设备的医疗检测设备等）已比较成熟，通过这些成熟的设备和芯片能够方便地实现远程医疗数据的采集。图 2－4 为远程医疗平台数据采集的基本体系结构，其基本思路是各类医疗检测设备采集的数据经 AD 转换后，传输给带网络接口的单片机，单片机将数据封装成 UDP 数据包，传输给本地服务器，本地服务器对数据进行分析和存储，并形成检测报告入库，远程诊室需要患者数据时，发起远端数据访问请求，患者所在分中心服务器将数据传输给远端诊室。

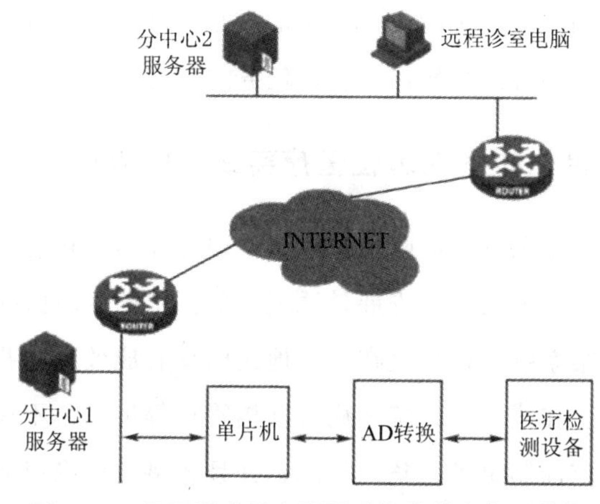

图 2—4 远程医疗平台数据采集的基本体系结构

2.2.5 主控中心任务调度技术

对于农村远程医疗中心建设，主控中心实现各分中心的任务调度和分配功能，各级医院针对医院特点、专长的科室设置 1 个或多个远程医疗诊室，当患者从远程进行呼叫就医时，主中心根据患者就诊的科室进行自动分配。

调度算法可考虑两种排队机制，第一种是最短队列优先，第二种为轮询机制。

最短队列优先是指为每个分中心设置一个 FIFO 队列，当一位患者 X 提交就医时，主控中心执行如下算法：

IFX 为合法分中心

THEN

建立患者就诊记录

查找各分中心，找出所有 X 就诊科室的分中心

MIN＝最短队列分中心

将患者加入 MIN 队列

```
        返回挂号信息
      ELSE
        显示出错信息
    ENDIF
```

轮询机制的调度算法是指在主控中心按照分中心就诊的科室进行分类，对每一种类型的分中心进行轮询，实现任务的分配。

2.2.6 平台化技术在远程医疗实践中的应用

相较于以往卫生系统的医院信息系统普遍存在不同程度的质量缺陷，近年来我国电子医疗领域最大的进展是原卫生部推出的区域医疗系统，包括电子病历及健康档案系统，该系统在一些地区已卓有成效，一些城市已经取得了部分医院的医生在线预约、统一病历存档管理等进展，不仅在医疗数据的统一接口、格式方面制定了完整的标准，并且还将此标准成功地在实践中大量使用。总体来讲，我国的电子医疗研究、使用的重点集中在对电子医疗档案的研究，以及对医院信息系统、电子医疗档案系统、健康档案系统的设计、实现及运行。

在研究方面，我国的电子病历研究主要是基于 HL7 及针对我国医疗实际情况进行的适应性研究。

在设计与实现方面，尽管我国的电子病历及健康档案建立工作起步较晚，但整体进展较快，在较短时间内有了较快的进展。一方面，在最重要的数据格式、数据组织问题上借鉴了其他国家的经验；另一方面，整体系统不同于之前各个医院为实现电控化而实现的医院信息系统，基本是对电子医疗档案系统、健康档案的全新实现，以往的包袱不多，因此有较大的发展空间。同时原卫生部制订的电子医疗档案系统，以及区域健康档案系统面向的对象不同，但核心即医疗数据存储管理比较一致，故两套系统数据协同比较容易实现。

在实现细节上，限于庞大的人口及随之而来的庞大医疗数据，区域医疗系统的脆弱性也非常明显。原卫生部制定的电子病历及健康档案实施方案，对复杂的医疗卫生数据，尤其对较大的医疗影像数据的存储工作支持不足。

按照原卫生部实施方案，居于信息系统中心的区域卫生信息中心不保存下属医院患者的影像数据，影像数据保存在各个医院的服务器中，仅向区域信息中心提供链接地址。患者的全部医疗数据的存储工作都在执行诊断、治疗操作的医院及其上级的区域医疗信息中心内，并且全部医院医疗数据仅对区域医疗信息中心开放。如果区域医疗信息中心运行出现问题，患者的全部医疗数据都不可获得；如果患者就诊医院电子病历系统运行出现问题，患者的以往医疗数据将不可获得。

进入 21 世纪以来，网络技术、移动通信技术正逐步进入医疗健康服务领域。发展数字化医疗技术，尤其是远程数字医疗技术，越来越被证明是大幅度降低医疗和就医成本、改变医疗资源分布，以及提高医疗整体水平的重要手段。在信息技术与医疗相结合的数字化医疗技术应用中，利用云计算等多种高端信息技术集成，创新性地建立远程医疗服务平台系统，实现区域医疗单位之间信息传输的智能化、信息处理的自动化，为人们提供“适时适地无边界”的远程医疗健康服务，提高全民医疗健康水平和生活质量。

云模式的远程医疗服务平台构建成为技术先进，实用高效，稳定可靠的省、市、县、乡 4 级远程医疗服务平台。通过对服务器、存储等硬件系统的云技术整合，形成一体化硬件平台；再根据不同应用的需要，构建虚拟化主机，部署不同的服务。通过采用云技术，构建富有弹性的服务支持系统，实现硬件资源的统一调度和各业务负载的自动均衡，避免个别设备损坏造成系统停运和数据丢失，进而提高整个系统的设备利用率和运行效率，提高系统运行的稳定性。

2.3 本章小结

远程医疗系统构建是一个融合多学科知识与技术的系统工程，本章归纳总结了远程医疗的主要支撑技术，包括远程通信技术、医学信息学技术、音视频传输技术、物联网技术和云计算技术；介绍了 HIS、LIS、PACS、RIS、EMR 等医疗信息化系统的基本构成和功能；分析了平台化技术的内涵及关键技术。

第3章　以服务管理理论为基础的远程医疗服务研究

3.1　远程医疗服务的服务属性

3.1.1　服务的概念与内涵

自20世纪60年代初，世界主要发达国家经济重心开始转向服务业，服务业在国内生产总值和就业结构中所占比重不断加大，全球产业结构呈现出“工业型经济”向“服务型经济”转型的总趋势。服务业的高速发展是现代经济的重要特征，服务业已经成为许多发达国家经济发展中最有贡献的产业。美国一权威研究机构的调查资料表明，目前服务业已经占据了各国国民经济收入的半壁江山：发达国家服务业平均水平为65%～75%，发展中国家也有45%左右，且这一比例还在随着社会经济发展而不断攀升。2014年，中国服务业增加值占GDP比重达到48.2%，比上年提高1.3个百分点。

什么是服务？各种文献资料中有各自的表述，服务是一个比较宽泛的概念，关于服务的定义比较多，总结相关研究，从服务管理、服务营销、服务科学等角度对服务的概念进行界定，具体见表3－1。

表3－1　科学研究者从不同研究角度定义的服务概念

研究角度	研究者	服务定义
服务管理	Fitzsimmons	服务是一种顾客作为共同生产者、随时间消逝的、无形的经历
	Earl Sasser	服务是无形的且易消失的，创造与使用同时或者几乎同时发生

续表

研究角度	研究者	服务定义
服务管理	Hill	服务是由一个得到许可的经济实体对另一经济实体的人或物产生的某种状态或条件的变化
	Zeithaml	服务就是行动、过程和绩效
	Gronroos	服务是客户问题解决方案中的一个或一系列活动
	Gadrey	服务就是供应商与客户协同工作以转换某对象（如实体商品、信息、组织）的状态，这些对象与客户存在某种隶属关系
服务营销	Philpkotler	服务是一方能够向另一方提供的基本上是无形的任何活动或利益，并且不会导致所有权的产生
	Adrian Payne	服务是一种涉及某些无形性因素的活动，它包括与顾客或他们拥有财产的相关活动，它不会造成所有权的更换。服务产出可能或不可能与物质产品紧密相连
	AMA	服务可以从销售中购买，也可以随产品购买
服务科学	IBM	协同创造和获取价值的供应商/客户交互行为。服务是一门科学，是管理，是工程
	叶天正	服务是一种关系，是一个系统

不同角度界定的服务定义有不同的侧重点。服务管理包括生产管理、传递管理、运营管理，其研究的服务是那种与有形产品相关联的服务，强调从服务的特性入手分析服务，研究所运用的理论也大多是从有形产品管理中引入的。服务营销研究的服务强调服务与实体的联系，以及服务的相关特性（主要是无形性和所有权不可转移性）。服务科学是研究管理与被管理关系的、旨在形成二者良性互动的和谐关系。

根据以上服务的定义，可以知道服务具有以下鲜明特征：①无形性。无形性是服务与实物产品最基本的区别之一。从服务营销和服务管理的角度来看，服务是一种活动、行为、体验，是客户通过感知而获得的一种满足，不具有实物形态。②易逝性。服务具有很强的时效性，不像实物产品可以存储，一旦服务结束，产品立即消失。所以，服务的易逝性也是服务的不可存储性。③顾客参与性。服务的生产和消费是同时发生的，顾客是服务的消费者同时也是服务的共同生产者。这个服务过程，需要客户直接参与，或者需要服务提供者和客户的交互。IBM 的定义突出了服务中供应商和客户的交互行为这一特征。④服务是一种关系，是服务提供者与客户之间的互动。服务关系的存在是服务提供者与客户之间存在某种期望的均衡状态。当双方的期望达到某种均衡时，服务关系将继续发展下去；当双方的期望值达不到均衡时，服务关系就会被破坏。

总之，服务是被服务的人和提供服务的人在一定的技术、资金、设备等的基础上的互动，以合作创造价值并获取价值的形式，它能给企业带来新利润，同时也能够使在服务行业工作的人获得新技能。例如，在远程医疗服务中，在医生与病人的互动过程中，双方都能从中获益——这在服务中称为“获取价值”。医生获得诊金，病人获得健康检查并（希望）康复，他们共同生产价值并在生产过程中双方创造并获取价值。同时，它是一个以人为核心的系统工程。当然，这里的“人”指的不仅仅是个体，还包括集体、机构、公司、政府等各类组织。

3.1.2 远程医疗服务的框架体系

服务是指为他人做事，并使他人从中受益的一种有偿或无偿的活动。不以实物形式而以提供劳动的形式满足他人的某种特殊需要。远程医疗（Telemedicine）是指使用远程通信技术、全息影像技术、新电子技术和计算机多媒体技术等现代信息技术发挥大型医学中心医疗技术和设备优势，为医疗卫生条件较差的地区以及特殊环境提供远距离医学信息和服务。将服务应用于远程医疗活动中形成的远程医疗服务（Telemedicine Service），是一方医疗机构（以下简称邀请方）邀请其他医疗机构（以下简称受邀方），运用通信、计算机及网络等技术（以下简称信息化技术），为本医疗机构诊疗患者提供技术支持的医疗活动。医疗机构运用信息化技术，向医疗机构外的患者直接提供的诊疗服务，也属于远程医疗服务。

远程医疗是网络技术与医疗技术结合的产物，其主要包括 3 部分的内容：医疗服务的提供者，即医疗服务源所在地，具有丰富的医学资源和诊疗经验；远地寻求医疗服务的需求方，可以是当地不具备足够的医疗能力或条件的医疗机构，也可以是家庭患者；联系两者的通信网络及诊疗装置。该 3 部分涉及的各主体间相关协作为患者提供便捷优质的医疗服务。远程医疗服务过程涉及的用户主要可以分为行政监管用户、系统运行维护管理用户、服务运营用户、业务实施用户、患者 5 大主体。远程医疗具体服务过程及各服务主体间的相互作用如图 3－1 所示。

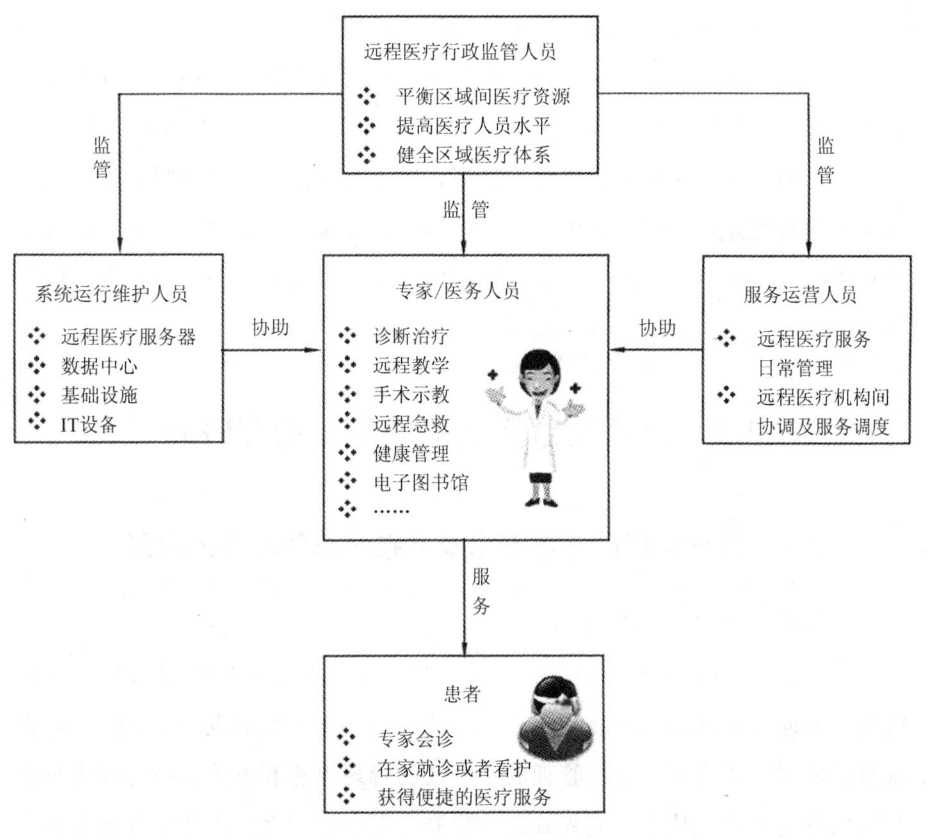

图 3－1　远程医疗服务系统用户间相互作用

在远程医疗服务提供的过程中，首先，由远程医疗服务的目标对象“患者”提出远程医疗服务的诉求，然后各服务主体间相互协作提供优质的远程医疗服务。在各服务主体相互协作的过程中，系统运行维护人员负责远程医疗服务仪器、设备、设施、信息系统的定期检测、登记、维护、改造、升级，确保远程医疗服务系统（硬件和软件）处于正常运行状态，保障远程医疗信息系统正常高效运行；服务运营人员包括由各级医疗机构指定的机构内部的运营服务管理员、服务调度员或指定的第三方服务提供商，主要通过系统负责远程医疗服务的日常管理及各合作方间的协调工作，进行服务资源和时间安排，及时反馈给远程医疗业务实施方，保障远程医疗资源和业务按时开展。在系统运行维护用户和服务运营用户为远程医疗服务提供设备条件后，远程医疗服务的业务实施用户，包括远程医疗邀请方用户和受邀方用户，则对远程医疗服务申请进行审核安排，提供远程医疗服务。其中邀请方用户负责提交远程医疗申请，并且准备远程医疗相关资料，参与远程医疗过程并获得远程医疗结果报告，将远程会诊的诊疗意见及时告知患者及其家属；而受邀方用户接到远程医疗邀请后，审核远程医疗申请资料，给出应诊专家和应诊时间，提供诊断治疗意见等远程医疗服务。在整个远程医疗服务过程中行政监管用户系统开展远程医疗服务的监督管理工作，监管完善服务流程，保障远程医疗服务优质高效。

3.2 远程医疗服务的流程与管理研究

3.2.1 流程管理的基本理论及其在医院管理中的应用

1. 流程管理的基本理论

流程管理（process management，PM）又称业务流程管理或企业流程管理（business process management，BPM），它是 20 世纪 90 年代企业界最早提出的，并应用于企业管理的一种新的管理思想和方法。作为现代企业管理的重要方法和技术，流程管理在提升企业业绩和客户满意度方面发挥着越来越大的作用，它一经产生便受到管理学者及企业界的普遍关注。目前国内一些医疗机构也开始尝试应用流程管理的理念改善服务和管理。深刻理解和思考流程管理的理念和内涵是医院成功运用流程管理的基本前提和重要保证。

所谓流程，是指企业以输入各种原料和客户需求为起点到企业创造出对顾客有价值的产品或服务为终点的一系列活动。流程管理是以规范化的构造端到端的卓越业务流程为中心，以持续提高效率为目的的一种系统化管理方法。强调“规范化、持续性和系统化”，形成一套“认识流程、建立流程、优化流程、流程自动化、运作流程”的体系，并在此基础上开始一个又一个

"再认识流程"的新循环。通过对"过程"的控制和专业化管理，从而达到预期目的和效果。一个组织想要应用流程管理这种管理理念，首先需要进行一些发现核心流程、改进核心流程的工作。图 3－2 表示在应用流程管理的初始阶段，流程管理方法论是一种循环的、可持续的方法论。这一点也很好地符合了流程管理持续性的要求。也就是说，流程管理不是一步到位的，需要不断地进行循环、反复，才能始终保证企业的业务流程是卓越流程，才能保持企业的核心竞争力。

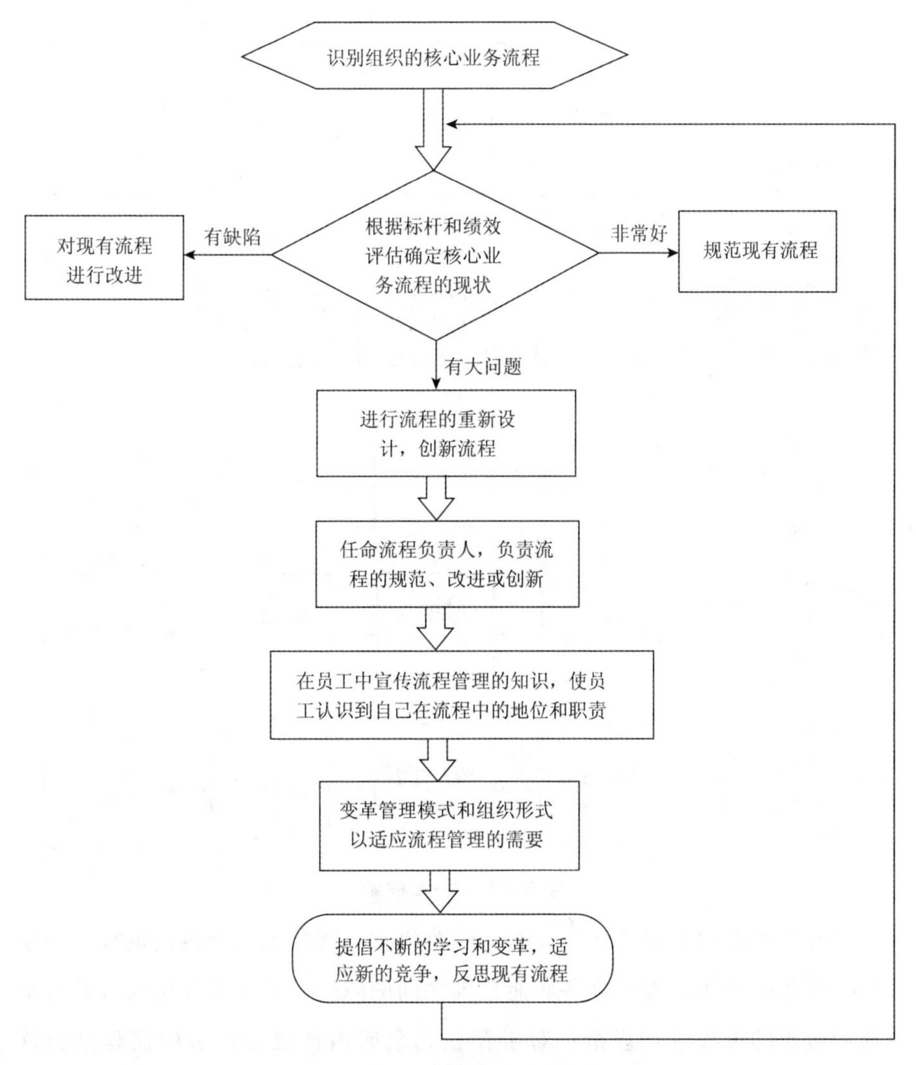

图 3－2　流程管理的方法论模型图

为了详细描述流程管理的方法论，研究者黄艾舟和梅绍祖引用一种国际上比较流行的阶段——S—A 活动框架来说明这个方法论模型。引入的 S—A 框架，如图 3—3 所示。这个框架的每个阶段都分配了多种活动。可以用 S_iA_j 来代表具体的某个活动。在这里，S 代表阶段，i 代表数目，S_i 就代表某个阶段，例如 S_2 就代表第二阶段；同理，A 代表活动，A_j 就代表某个阶段的某一个活动，例如 S_2A_1 就代表第二阶段的第一个活动。

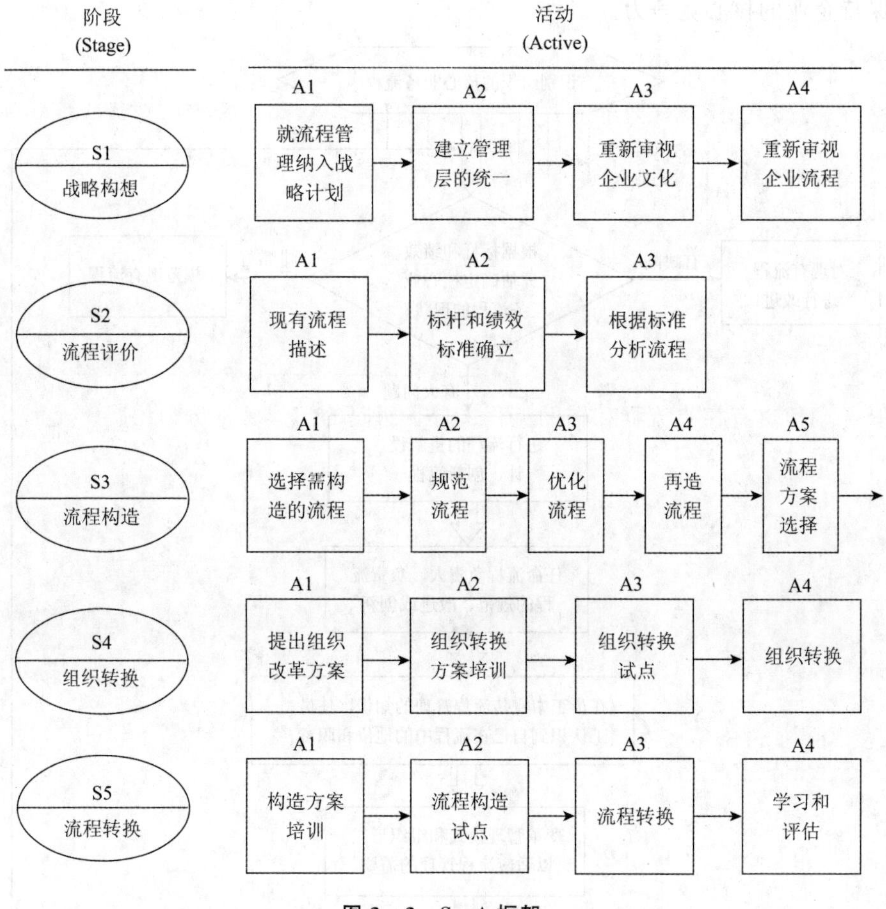

图 3—3 S—A 框架

流程管理的内容包括 3 个方面：规范流程、优化流程与再造流程。在整个医院流程管理中，要打破各职能范围之间的障碍，对于比较优秀且符合卓越流程观点的流程进行规范；对于存在冗余或消耗成本环节的流程进行优化；对于完全无法适应现实需要的流程进行再造，从而减少医院管理层次，剔除无效环节，缩短流程时间，提升医院品牌和竞争力。流程管理的步骤包括：界定核心流程→评价核心业务流程状况→找出核心流程的薄弱环节→优化流程→建立流程团队→设立团队负责人→绘制流程图→流程试运行→流程正式运行→负责人督导执行流程，保证流程正常运行→再次评估流程，发现问题。如此循环，并根据顾客需求不断优化流程。

2. 医院流程管理的应用

流程管理是现代医院管理的一个崭新视角，将流程管理理论引入医院管理，优化医院管理和医疗服务流程，有利于为患者创造更多价值，提高医疗服务质量和医院管理效能，提升医院综合竞争力。医疗服务流程是医院业务流程的核心，其与医疗服务工作的质量和效率有着直接的关系，也影响着医院的形象和效益。目前，流程管理在医院管理中的应用主要分为医疗服务流程、疾病诊治流程和行政管理流程 3 个方面。

①医疗服务流程：是指医院向服务对象提供各种医疗及其相关服务的先后次序，是与病人关系最密切、最直接的流程，是医院最核心的流程。医疗服务流程也有核心流程和辅助流程之分，医院的门诊、急诊和住院等流程都是核心流程。现行医疗服务流程中的问题是：分工过细致使就诊环节多，病人多次排队，多次来回往返，浪费时间。流程管理就是要求从病人角度出发，对所有诊疗服务活动进行最合理的安排，每个医务人员都把自己的工作作为流程中的一个环节，提供最高效的服务。

②疾病诊治流程：这类流程主要由医务人员执行，直接影响医务人员的工作效率和医疗质量，如某病种的诊疗流程和临床护理流程等。临床路径是诊疗流程的直接表现，过去的医疗过程都是根据医生个人的知识和经验来掌握，很难做到保证质量和效率。流程管理就是要求制订出最合适的诊疗路径，使医疗工作具有统一的诊治标准和流程，使医疗行为更加规范。

③行政管理流程：由医院管理人员执行，影响管理效率和质量。行政管理流程遍布于临床科室和职能科室，属医院内部管理流程。相对于医疗服务流程来说，行政管理流程只能作为辅助流程，主要有质量控制流程、医疗费用管理流程和药品管理流程等。从流程的视角加强质量、费用的管理，能够达到控制成本、提高质量、提高效率的效果。

综上所述，医院的一切活动都可视作一个流程，或流程中的一个环节，医院管理者要善于从整个医院流程上系统地改进管理，将所有的工作都纳入流程化管理。流程管理也要求医务工作者及时、准确地满足病人的各种需求，这就要求医务工作者要以病人需求为导向，提高诊治效率和效果，减少病人等候时间，降低医疗成本。

3.2.2 远程医疗服务的流程框架

远程医疗业务包括基本业务、高端业务和延伸业务，其中基本业务包括远程会诊、远程影像诊断、远程心电诊断、远程中医经络诊断、远程中医体质辨识、远程医学教育、远程预约、远程双向转诊等；高端业务包括远程重症监护、远程病理诊断、远程手术示教、远程宏观微观舌相诊断等；延伸业务包括各医疗专业远程应用和面向患者个人、家庭等医疗机构之外的医疗健康服务。各种远程医疗服务的基本流程框架如下：

(1) 具备基本条件。

医疗机构具备与所开展的远程医疗服务相适应的诊疗科目及相应的人员、技术、设备、设施条件，可以开展远程医疗服务，符合远程医疗相关卫生信息标准和信息安全的规定，满足医疗机构开展远程医疗服务的需要。远程医学分中心应指定专门部门或者人员负责远程医疗服务仪器、设备、设施、信息系统的定期检测、登记、维护、改造、升级，确保远程医疗服务系统（硬件和软件）处于正常运行状态，若管理人员工作调动，应办理交接手续。

(2) 签订合作协议。

医疗机构之间开展远程医疗服务的，要签订远程医疗合作协议，约定合作目的、合作条件、合作内容、远程医疗流程、双方权利义务、医疗损害风险和责任分担等事项。

(3) 患者知情同意。

邀请方（远程医学分中心）根据病情需要提出远程医疗会诊申请前，应当向患者充分告知远程医疗会诊的目的并征得其书面同意，不宜向患者说明的，须征得其监护人或者近亲属书面同意。邀请方会诊后应将会诊结果记入病程记录，并向患者或其亲属通报远程医疗会诊结果。

（4）提供远程医疗服务。

受邀方应当按照相关法律法规和诊疗规范的要求提供远程医疗服务，并出具由相关医师签名的诊疗意见报告；邀请方和受邀方要按照病历书写及保管有关规定共同完成病历资料，原件由邀请方和受邀方分别归档保存。例如，提供远程医疗会诊服务时，分中心需要严格执行会诊基本流程：提交会诊申请→病例资料上传（准备）→会诊预约→材料接收→材料审核→会诊安排→启动设备→申请医师汇报病例病情病史→专家诊断→会诊病例讨论→形成诊断方案/治疗方案→会诊结束（材料整理备案）。

为提高优质医疗资源的利用率和基层医疗水平，便于基层特别是广大农村地区群众得到方便、及时、有效、优质的诊疗服务，减轻病人经济负担，促进远程医疗会诊工作健康有序地开展，远程医疗服务涉及的各用户（行政监管用户、系统运行维护管理用户、服务运营用户、业务实施用户、患者）需紧密配合、有效沟通，并且远程医疗服务需严格按照服务流程依规进行。下面以远程医学会诊、远程医学教育为例具体阐述其服务流程框架。

1. 远程医学会诊

远程医学会诊是申请方向专家端申请远程会诊，受邀方接受申请，开展远程会诊并出具诊断意见及报告的过程。在远程医学会诊过程中上级医院专家会同基层医院患者主管医生，通过远程技术手段共同探讨患者病情，进一步完善并制订更具针对性的诊疗方案。依托远程医学会诊平台，实现小病社区解决，必要时进行远程医学会诊，通过远程医学会诊系统接受专家服务，解决疑、难、急、重疾病，以真正达到资源共享的目的。其远程医学会诊流程框架如图 3－4 所示。

2. 远程医学教育

远程医学教育可分为实时交互式远程培训和课件点播式远程培训两种培训模式。

（1）实时交互式远程培训。

系统不仅支持远程专题讲座、远程学术研讨等基于课件的交互式远程培训，还支持远程教学查房、远程病案讨论、远程手术示教、远程护理示教等基于临床实际案例的实时交互式远程培训，并结合远程会诊的实际案例，在潜移默化中实现有针对性的施教，使得医护人员不用离开工作岗位就能接受到优质的培训，及时解决临床中出现的新问题和新情况，达到释疑解惑的目的，提高基层医护人员获得优质继续教育的可及性，实现低成本、大规模、高效能地提升基层医务人员的服务能力和水平。实时交互培训支持授课专家音视频与课件播放同步；支持培训参与方实时交互；支持对培训过程的录像，并保存为通用文件格式存储在远程会诊中心；支持进行流媒体课件的制作、整理、归类。

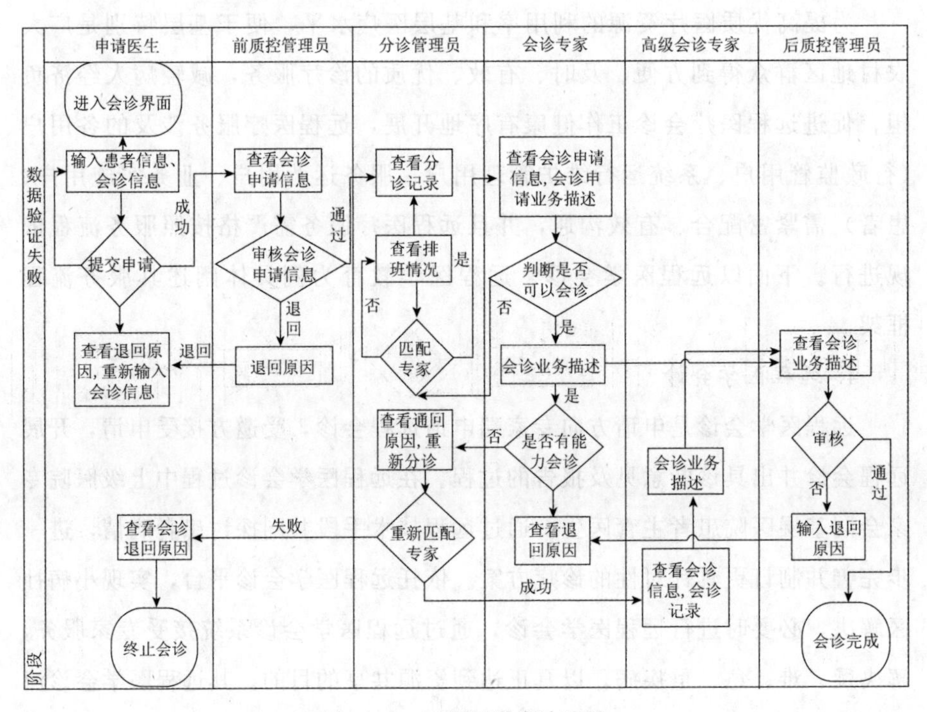

图 3—4　远程医学会诊流程

（2）课件点播式远程培训。

系统支持课件点播服务，实现文字、幻灯、视频等课件网上在线点播学习，具备新增、删除、上传、查询等课件管理功能。

远程医学教育流程如图 3—5 所示。

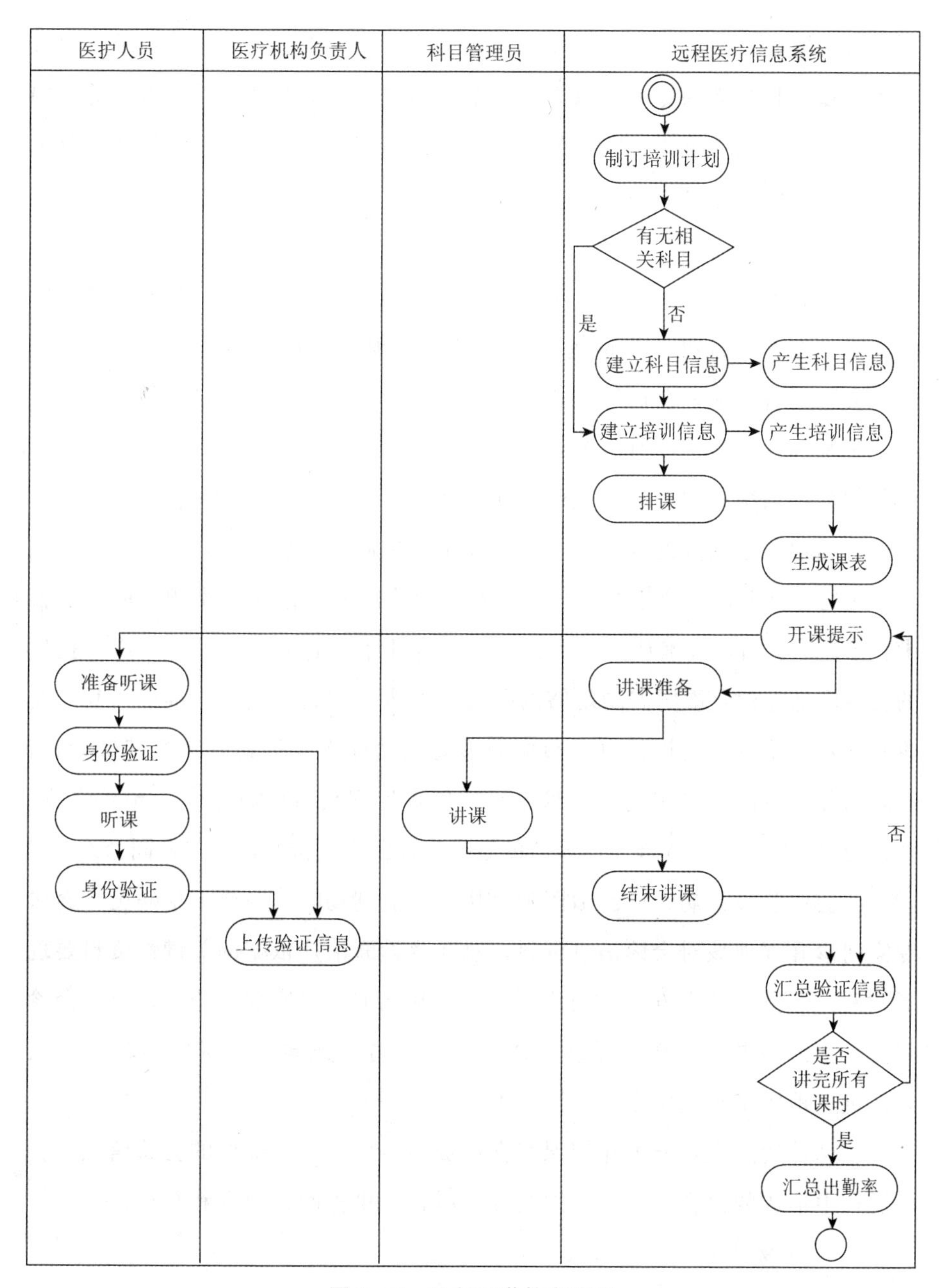

图 3—5 远程医学教育流程

3.2.3 远程医疗服务的流程管理和质量控制

远程医疗服务打破了以往医生与病人一对一的格局，取而代之的是多对一的服务模式，多名服务人员联合作业为一名病人服务。其中有请求会诊方的医生和接收会诊的专家、双方会诊中心的技术人员及通信保障人员等，因此，管理显得尤为重要。管理的内容按远程医疗会诊系统的运行模式可分为两类，即会诊业务管理与系统功能管理。

1. 会诊业务管理

会诊业务管理包括以下 8 项：会诊站点的查询与选择，会诊专家数据库的维护、查询与选择，申请远程会诊，会诊预约管理，实施会诊，视频会议，会诊资料处理，会诊计费等。

实现远程会诊主要有 4 个要素，即会诊专家、会诊信息、会诊辅助操作人员和会诊系统；按会诊过程的时间序列分为会诊前、会诊和会诊后 3 个阶段。在远程医疗服务的实施中应分阶段全程控制服务质量。

①会诊前阶段：会诊的专家由所在医院推荐具有高级技术职称的专业技术骨干，经资格审查确认为有会诊能力及专业水平者方可会诊。病人方提供的会诊信息应有会诊所需的足够的图文、影像等资料，且结果准确可靠。会诊专家要预先审看会诊信息。参加会诊的辅助操作人员具有医学基础知识，经培训合格能正确操作远程会诊系统。负责远程会诊的科室负责预约专家，安排会诊时间，对可能涉及的多科的疑难病症预先安排其他专家共同会诊。

②会诊阶段：病人或经治医师（病人不能到场时）简要汇报病史，会诊专家问诊并逐项核对会诊信息资料，对涉及诊断治疗依据的关键性资料要现场调阅，双方用共享方式共同确认。在此基础上，专家独立分析，提出会诊意见。会诊结果由专家手写或计算机录入签名后连同会诊资料传输给病人方，供当地医院医生用作诊断治疗参考。

③会诊后阶段：分类建档保存会诊资料，包括病人提供的会诊信息，会诊过程中形成的声音、影像、图文等资料，以供查阅、研究和总结。

2. 系统功能管理

系统功能管理包括以下 4 项：审核新建站点、审定入网专家资格、转诊管理、会诊综合信息统计。应用远程医疗会诊系统，要使专家的医疗水平得到充分发挥。申请会诊方的工作必须达到以下标准：①提供给专家的检查结果要全面、系统、准确；②提供给专家的各种影像资料要清晰可辨；③对会诊站点的设备进行良好的维护，操作技术要熟练。

病人通过远程医疗得到异地专家的远程医学服务，其各种图文检查资料存储在网上各类数据库中，有一定的公开性，保护病人的隐私权不受侵犯十分重要。在会诊系统的研制中，应充分考虑病人资料保密这一因素，可以采用“防火墙”技术，保证网络资源不受外来“黑客”的侵扰，采用加密技术，保证只有病人预约的专家才有权调阅查询该病人的资料。当会诊或诊疗工作完成后，应及时下载全部有关信息，专盘专人保管，这样能较好地解决病人资料的保密性问题。

实施远程医疗服务要十分重视有关规章制度的建设，制定相应的制度可起到规范远程医疗服务行为的作用。在以上各项管理中，会诊专家数据库的维护是一项长期工作，需不断更新和补充，会诊专家必须要熟知该专业的学术权威，才能保证会诊效果。为此，在网上建立多学科专家体系数据库，供病人和临床医生选择，是医疗卫生系统需要联合协作的一项重要工作。

远程医疗服务是在远程条件下做出的，所凭借的资料有限、时间有限。远程医疗服务提供的诊疗意见仅具有指导性、参考性，对病人医疗决策及实施应由病人所在当地医院的主治医生负责。当发生医院与病人医疗纠纷时，应由双方协商解决，若分歧较大，可由上一级卫生行政部门的医疗事故鉴定委员会仲裁解决。在发展远程医疗过程中，对医疗事故要预防在先，努力避免引起新情况下的医疗纠纷。

3.2.4 基于价值链的医疗流程优化

精益原则已经被广泛地应用到组织中以优化流程，从而节约成本并提高组织的总处理能力。Lemmus R R，Vokurka R J 和 Rodeghiero B（2006）就研究过一个小型医院的流程优化，基于精益原则建立了一个针对该小型医院目前效率低下问题的新系统，在不增加人员和设备的前提下，明显降低了病人的等待时间，增加了病人的总处理量并且减轻了员工的压力。

该医院位于美国中西部的一座人口约为 15 000 的小城市，其服务半径涉及周边城镇，共服务 30 000 人左右。医院中有 12 名水平相当的医生，可以看各种疾病。该医院目前面临的问题主要是：①财政上的压力；②医护人员起伏不定的工作负载以及人才的流失：每天早上病人数为 0，在这一天结束时病人必须都看完，所以医生通常早上比较空闲，工作负荷集中在下午，并且由于病人过多经常延迟下班；③病人等待时间过长：医生花费在每个病人上的时间平均为 15 分钟，所有病人都要排队。

从图 3－6 中可以看出，病人在这个系统中，是被提前几天制订并且没有得到及时反馈的安排表推动的。在看诊过程中，病人与医生的接触时间可能长达 45 分钟，这种情况导致的病人积压不可避免，并且当医生突然被叫去急诊室时，积压情况将更加严重。

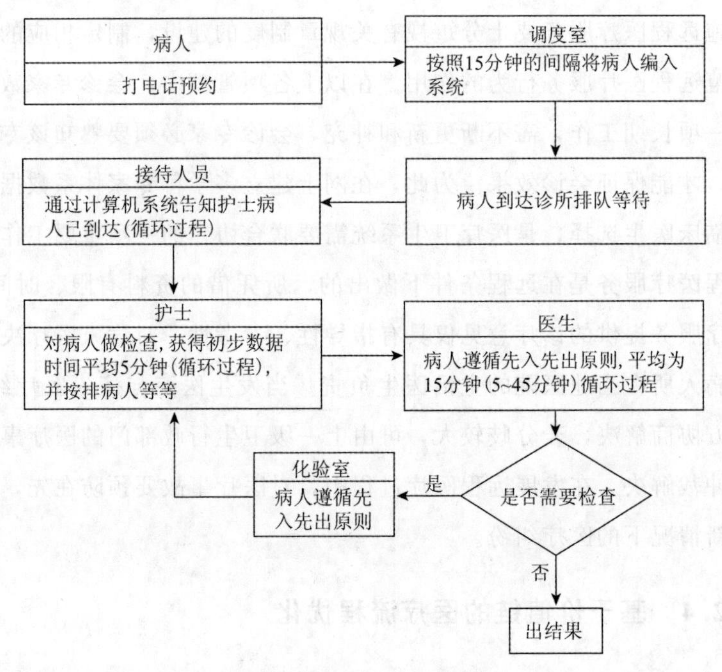

图 3－6　医院现行流程

流程优化之前，应该注意的是：①对于急诊病例要有直接通道，这样才能保证救治及时；②在没有病人到来的时间里，医生是无法创造价值的；③所有的病人都要在一天结束前会诊完毕；④在系统中，医生的时间是一个瓶颈，我们认为平均时间 15 分钟是精确的。

论文中假设，50％的病人是做后续检查（后续病人），他们愿意花更长的时间来等待之前的那位医生，另外 50％的病人初次到来（初次病人），为了节约时间他们对医生没有特别的要求；另外医生接触每位病人的平均时间为 15 分钟。

病人也被分成了 3 类：急诊病人、普通病人（直接进入医院的病人）和预约病人。其中急诊病人很少，普通病人和预约病人各占总人数的 50%。

每个医生每天用于预约病人的时间应该不超过其可用时间的 50%，也就是说，安排医生看诊的循环周期为 30 分钟，并且安排应该是均匀的。预约病人相对于所有在等待的普通病人有优先看诊权。

在新的医疗流程中，病人候诊处有 4 条等待线：①急诊病人；②曾被某个医生看过或者有检查单只需要再和医生有个快速的后续会面；③预约病人；④普通病人。4 条线上病人的顺序就是医生看诊的顺序，当前一条线的病人空了之后，才开始看下一条线上的病人，为了防止④（普通病人）的长时间等待，①②③线上病人的数量是有限制的。各条线内的病人按照先入先出原则。当由于过长的会诊时间导致病人积压时，护士会通知调度部门不要再把新进来的普通病人安排给这个医生，优化后的流程如图 3—7 所示。

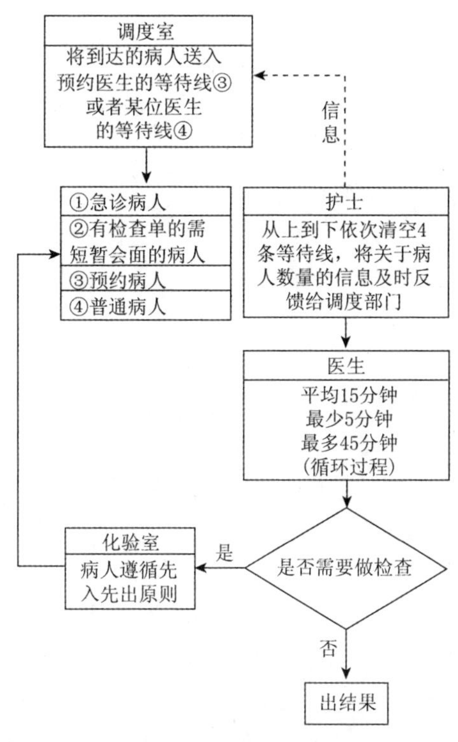

图 3—7 优化后的流程

图 3－7 所展示的优化后的流程能通过计划表来平稳病人流，在不增加人员、设备的条件下，提高了系统的处理能力，让各个类型的病人都能得到尽快地治疗，降低了总体的等待时间，并且降低了医生的压力，进而可以改善病人的护理水平。

3.3 本章小结

远程医疗服务带来的便利性和经济性，驱动着远程医疗服务体系和经营模式的完善，提高了医疗服务资源在远程医疗服务覆盖区域内实现均衡化配置和均等化享受的几率。物联网等技术的发展，使随时随地的医疗服务、人文关怀成为现实，使远程医疗和移动医疗服务在走向融合的进程中，开始走出医院大门、走进社区、走向家庭、走进个人，必将成为人们生活中的一部分。

第 4 章　远程医疗服务运行管理研究

4.1　管理的基本理论

4.1.1　管理的概念

管理是社会中任何组织都需要慎重考虑的重要因素。那么，什么是管理？最直观简单的解释，管理就是组织管理者所做的工作。但从严谨科学的角度，管理行为应该被看作协调控制组织的工作活动，从而使相关人员能够一起更有效地完成这些工作。这个有效包括了两个方面：效率（efficiency）和效用（effectiveness）。效率是指以最少的输入获得最大的输出。管理者需要决定作为输入的各种资源的使用方式，而这些资源通常是具有稀缺性的资源（如人力资源、货币资源、设备资源等），因此管理者需要决定如何更有效率地使用它们。从这个角度而言，管理效率通常可以被描述为“正确地做工作”。效用则指的是“做正确的工作”，也就是管理者要确保组织所做的工作能够给组织带来价值，从而使其完成长期战略目标。高效成功的管理一定是效率和效用的有效结合，因为管理者不仅要考虑组织完成工作的成就和结果，也要考虑组织完成这些成就、结果所消耗的资源。

管理者的工作职责就是确保有效地完成组织的工作，其终极职责就是最终完成组织的战略目标，而完成这个目标则需要一系列相应的管理职能和工作，其中包括计划（planning）、组织（organizing）、领导（leading）和控制（controlling）等职能，如图 4—1 所示。

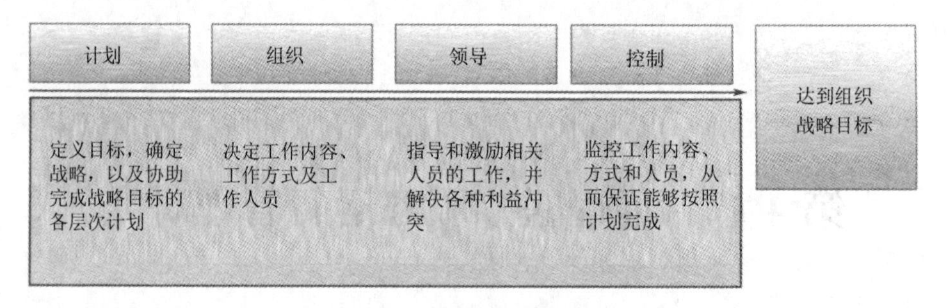

图 4—1　管理者的工作职能

管理者的计划职能是需要帮助自己的组织明确定义其发展目标，制定组织的战略发展方向，以及为了按照战略发展来完成组织目标的各层次计划，用以整合、协调各种组织工作。管理者的第二个重要工作职能是组织职能，他们需要决定什么工作是需要完成的，不同人员应该以何种方式去完成这些工作，什么工作应该整合，谁负责某个层次的工作管理，以及谁负责决策的制定和实施等。由于工作最终需要不同人员完成，因此管理者的另一项工作职能是领导，即激励各级下属及一起工作的他人或团队、选择最合理的沟通方式、处理雇员或雇员间的各种行为、解决组织内部各种群体之间的利益冲突等。管理者的最后一项工作职能是控制。当通过计划职能已经设立了组织发展目标、战略发展方向和各级完成计划，通过组织职能完成了组织结构性安排和人员工作设定，通过领导职能雇佣、培训、激励了各种工作相关人员，管理者此时需要对所进行的工作或已经完成的工作进行合理适当地评价，以判断组织工作是否是按照战略计划的方式完成的，这就是控制职能部分。通过对比实际的成就表现和先前计划定义的工作结果，确定所有的工作都在按照既定方式进行，对于未能按照计划完成而出现偏差的工作进行纠正。

4.1.2　管理学科的分支

要对管理学科进行详尽地描述和分析并不是简单的事情。事实上，管理学科的划分通常具有一定的争议性，在管理理论上也同时存在多个理论学派，如古典学派、人际关系学派、决策方法学派、系统方法学派等。为了简化在管理学科分支划分的难题，突出对于医疗体系较为重要的管理要素，本部分按照前面所提到的管理者的工作职能对管理学科进行了分支筛选，从而将管理简化为战略管理（计划职能）、组织管理（组织职能和领导职能）及运营管理（计划职能、组织职能和控制职能）3 个分支，如图 4—2 所示。

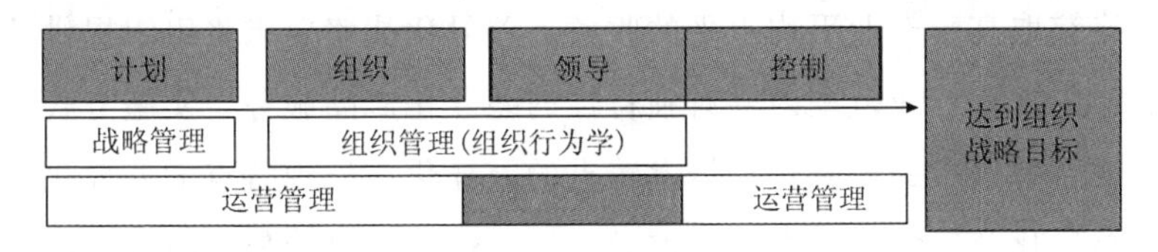

图 4—2　管理者工作职能与管理学科分支

1. 战略管理

战略性规划是针对社会实体、商业实体或经济实体进行的一系列跨职能决策的识别、实施及评价，通过科学的分析方法确定优化合理的决策体系及规范标准，从而获得可持续性的竞争优势和价值。换而言之，战略就是组织在面对激烈变化、严峻挑战的环境下，为了获得生存和持续性发展而制订的长远性、全局性的谋划或方案，它是组织经营思想的总体体现，是一系列战略性决策的结果，同时又是制订中长期计划的依据。而对于战略管理的理解，广义上通常是指运用战略对整个企业进行管理，而作为更为主流的对战略管理的狭义理解，通常只指对战略的制定、实施、控制和修正进行的管理，根据组织外部环境和内部条件设定企业的战略目标，保证目标的正确落实和实现进度谋划，并依靠内部能力将这种谋划和决策付诸实施，以及在实施过程中进行控制的一个动态管理过程，其包括了组织在制定和实施战略中做出的一系列决策和进行的一系列活动。一般来说，战略管理包含 4 个关键要素：战略分析（了解组织所处的环境和相对竞争地位）、战略选择（战略制定、评价和选择）、战略实施（采取措施发挥战略作用），以及战略评价和调整（检验战略的有效性）。

战略管理大师迈克尔·波特认为，形成竞争战略的实质就是将一个组织（通常理解为公司）的内部能力与其商业环境建立联系。一项有效的战略管理必须具备 5 项关键点：独特的价值取向、为客户精心设计的价值链、清晰的取舍、互动性、持久性。有效的战略管理通常能够为组织在相应的商业环境中赢得竞争优势。竞争环境由 5 种竞争作用力组成，包括潜在竞争者进入的威胁、替代产品或服务的威胁、购买方价格谈判能力、供应商价格谈判能力及现有竞争对手的竞争威胁。而组织为了应对竞争环境的 5 种竞争作用力而获得超常规的投资收益，能够采取的基本竞争战略包括成本领先（cost advantage）战略、差异化（differentiation）战略及目标集聚（focus）战略。成本领先战略要求组织积极建立达到有效规模的生产或服务设施，全力地进行成本控制，最大限度地减少研究开发、服务、推销、广告等方面的成本，最终获取高于产业平均水平的收益。差异化战略要求将组织提供的产品或服务形成在全产业范围内具有独特性的差异化产品服务，实施方式一般包括设计或品牌形象的差异化、技术特点的差异化、外观特点的差异化、客户服务的差异化及经销网络方面的差异化等。最后，目标集聚战略要求组织将产品或服务集中在某个特定的顾客群、某产业链的一个细分市场或者某一个区域性市场，以更高的效率、更好的效果为该细分领域市场提供差异化或低成本的产品或服务，或者二者兼而有之。

2. 组织管理

组织管理就是对工作人员的管理，其主要研究学科就是组织行为学。组织行为学主要是研究个体、群体及组织结构对于组织行为的影响，主要目的就是通过研究工作职位、雇佣行为、生产率、绩效评价等，从而改善、提高组织工作管理中的效用。组织行为学综合运用了心理学、社会学、文化人类学、生理学、生物学，以及经济学、政治学等学科有关人的行为的知识与理论，来研究组织中的人的行为规律。通常组织行为学的研究内容包括激励方法、领导行为、人际沟通、群体结构、变动管理、情绪管理、个体价值观、冲突谈判及工作设计等，并以各项研究内容涉及的个体、群体和组织结构作为研究实体。组织行为学研究的核心问题主要有3个：人与工作、组织与环境的匹配问题，激励问题和组织变革问题。

3. 运营管理

运营管理从属于组织战略管理的职能战略管理范畴，是指组织中负责制造产品或提供服务所涉及的职能部门将输入资源转换增值为产品或服务所进行的一系列工作活动的管理，包括对提供组织产品或服务的系统性设计、实施运行和完善改进等方面的相关内容。运营管理、市场管理和财务管理对于任何组织而言都是最重要的3个主要职能部门。并且通常在经济性组织中运营管理所涉及的成本都是在组织总成本中占有最大比例的，也就是说组织的大部分成本都是在运营过程中所发生的。以生产制造业为例，根据中华人民共和国统计局2002年发布的《中国经济景气月报》可以估计各行业的生产运作在总成本中所占的比例。其中，医药制造业的生产运作成本平均占比为64%。

因此，通过控制相关的成本、改进所提供的产品或服务的竞争力等方式，运营管理可以为组织提供更大的盈利改善空间。

运营管理包含和产品服务相关的所有领域，因此其内容可以进一步分为运营战略、产品开发或服务设计的管理，对于提供产品或服务的系统设计管理（包括流程管理、能力计划管理、选址布置、工作计划等），对于提供产品或服务的系统运行管理（包括供应链管理、库存管理、各级生产计划管理、现场管理等），对于提供产品或服务的系统改善管理（包括质量管理、资源配置优化、流程再造、平衡理论和约束理论等）。需要注意的是，在提到的以上运营管理内容中，大多数管理领域同时适用于产品（有形的）和服务（无形的），但在少数的管理领域，产品和服务是有很大区别的，这主要是由服务自身的特征所造成的。例如，服务是无形的，而且通常提供服务和接受服务必须是同步进行的（比如提供手术、理发等服务），因此服务是无法通过库存来调整供需平衡的，库存管理领域也就不适用于服务。另外，服务间的差异化程度非常高、种类非常繁杂，很多情况下涉及密集的知识创造，因此服务类产品的定义无法完全一致化。但在运营管理下的其他多数管理领域中，产品和服务都是相似或者相同的，而且很多制造行业和服务行业所提供的产品或服务也通常都具有互相交叉的现象，即有形的产品包含无形的服务所带来的价值，而无形的服务基于有形的产品来完成价值转化。图 4—3 给出了若干制造行业的产品和服务行业的服务交叉的例子，可以看出，产品和服务基本上都是互相交叉的，只是其所包含的有形成分和无形成分的比例不同而已。

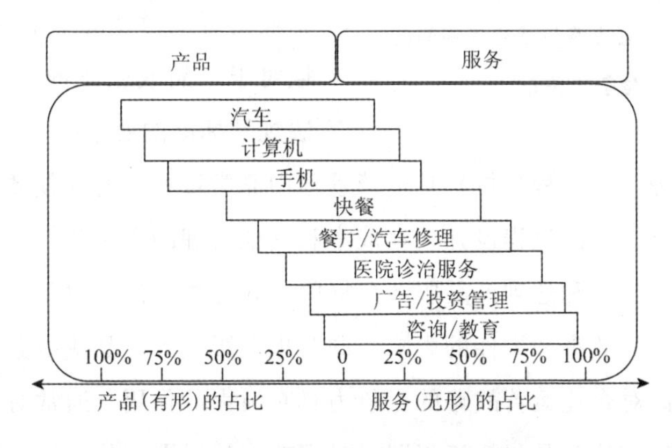

图 4—3　产品和服务广泛共存的案例

运营战略包括制订企业各项主要政策和计划，以利用企业资源最大限度地支持企业的长期竞争战略（企业战略管理的范畴）。运营战略必须和企业战略相辅相成：企业战略决定企业的变化方向，运营战略决定如何通过设计的产品或服务提供相关产品或服务的一系列工作活动的改变，以完成企业战略所定义的目标。为了赢得企业战略层面的竞争力，配合企业既定的基本竞争战略所选择的成本领先、差异化战略或目标集聚战略，运营战略需要适应性地提供相应特征的产品或服务（图 4—4），这些特征的产品或服务由 5 个竞争力要素所组成：成本、质量、时间、服务和柔性。在新的经济环境和国家政策要求下，产品或服务在环境保护方面所表现出的特征也逐渐形成了一个新的竞争力要素。成本要素就是使提供的产品或服务成本更低；质量则是指产品服务的设计水平与可靠性及其他辅助的质量因素，能够以优质的水平满足顾客的相应需求；时间则是指企业能够在规定的时间内提供一定需求的数量和种类的产品或服务（如新产品上市或订单订货）；柔性则是指企业运营系统的灵活性能力，即是否能够快速地对市场需求的产品或服务的种类和数量变化进行反映，然后以较少的成本提供新需求下的新产品或新服务的能力。服务则指提供产品或服务时为了使顾客更好地获得和产品相关的满足感，所提供的额外的附加值服务，如售后保修、会员制服务（后续增值服务）等。环境则更多是指企业是否能够满足目标市场所在区域对于产品或服务的相关环境法律法规及标准的要求。

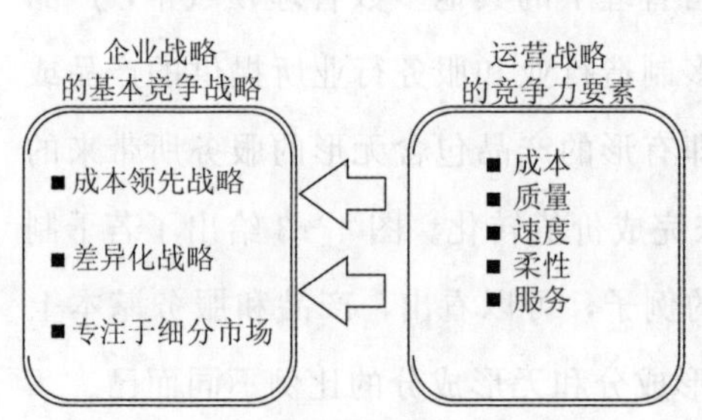

图 4—4　企业战略与运营战略间的竞争力关系

流程管理（或流程分析）是运营管理中非常重要的管理领域。流程管理的目的是通过优化的流程设计，在成本和其他管理的限制条件下，确保能够提供满足客户需求和达到产品服务目标的方式方法。流程对于产品或服务的提供具有长期的效率和柔性的影响，同时也会影响到产品或服务的运营成本和质量，因此对企业运营战略的竞争力具有极大的作用。通常对于流程的设计能够利用的理论工具包括流程图、时间功能映射图、价值流图等，服务蓝图则专门用于对服务流程的设计，着重考虑顾客交互和定制化这两个在服务流程设计中非常普遍且重要的因素。

4.2 医疗体系的管理分析

4.2.1 医疗体系的管理现状及问题

医院提供的诊疗服务的价值在于对病患群体的各类疾病的诊断和治疗，从而为医疗服务消费者（即病患）提供生命和健康保障的特殊社会化服务。在全球医疗体系模式的影响下，中国的医疗卫生服务市场开始出现百花齐放的景象，私立医院的数量逐渐增加且规模逐渐增强，使得医疗卫生与健康服务市场的竞争逐步加剧。因此，医院的管理者也需要适应新的竞争环境，通过计划、组织、领导、控制等一系列管理工作职能，从竞争力要素的角度出发制定医院的长期竞争战略和运营战略，从而提升医院诊疗服务的竞争力，维持或加强医院的可持续性发展水平。

在各个国家的医疗体系中，医疗卫生产业都是一个非常特殊的服务行业，尤其是在中国的医疗卫生体制下，各级医疗卫生组织既有国家和社会卫生事业管理的公共性职能，又具有企业管理的经济性职能。因此，在医疗体系中的管理具有非常复杂的特性。

1. 行业管理角度

从医疗卫生行业的宏观管理角度而言，医疗卫生行业总量投入远低于世界平均水平，使得中国的医疗卫生资源尤其是优质资源相对于社会巨大的需求而言仍然较为缺乏，人均医疗卫生资源则更加偏低，而且有些医疗卫生机构缺乏有效的管理流程与管理体制标准、优质医疗资源分布与分配不平衡。因此，这些问题造成了有些地方“看病难、看病贵”现象，同时居民医疗卫生费用负担比重过高，造成中国的普通社会群体仍然无法以可接受的成本（或至少无法便利地）获得现代医疗卫生服务（尤其是急需的优质医疗资源）。为了从整个行业的角度进行有效改革，从国际实践中借鉴整合型医疗卫生服务体系（integrated delivery system，IDS）作为医疗服务体系整合的方式是一个非常有潜力的改革方向，但对医疗共同体或医疗联合体的探索依然存在许多问题，目前在全世界尚未有明确的研究证明某种模式下的医联体对于降低医疗成本或改善医疗服务质量具有明显效果，而且由于中国体制的特殊性使得在中国之外地区能够行之有效的模式在中国的制度下可能是根本不可行的。

2. 竞争战略和运营战略的管理角度

医院组织应以支持公司的发展战略，采取经营、管理的有效实施，改善资源配置效率，培养核心竞争力为目标。从医院整体的战略管理和运营战略的角度而言，相当一部分医院缺少明确的战略目标及运营战略目标，缺乏对医院未来的发展方向、发展方式及竞争力战略的前瞻性认知和重视，无法充分应用科学管理理论和借鉴全球先进实践经验来识别医疗卫生行业发展趋势，不清楚自身存在的市场环境、潜在威胁及自身潜在优势。同时，组织战略不仅是长期工作目标，也是阶段性凝聚企业力量、调整企业内外关系的基准和原则，以及企业组织设计的基本依据。一个优秀的医院管理者必然会在管理理论和实践团队的帮助下，依据医院自身的优劣势，分析现处环境，对未来趋势做出预测，以此为医院制定长期稳定的发展战略、明确医院的服务方案，从而奠定医院在同级竞争对手中的竞争优势，获得可持续发展。

另外，医疗制度改革及分级诊疗的呼声也越来越大，医疗卫生体制改革设计的目标是“小病在社区、大病进医院、康复回社区”。这就使得规模较大的中心型医院（如三级医院）开始转向偏重于疑难重症等专业技术性较强的高端诊治服务，提升大型医院的服务价值增值；同时尽量促使常见疾病、轻微疾病的病患分流到低层次医院（如一、二级医院或乡镇卫生院），从而获得医疗资源的合理利用。这种发展趋势的改变，促使医院需要进行内部制度改革，并从运营战略和流程管理角度对医院进行重新设计，使医院运营系统能够在商业竞争环境下及其所对应的服务产品的细分市场中获得足够的竞争力。

3. 组织管理角度

医院的组织结构应该与医院发展战略的指导相一致。缺乏明晰的战略，则组织机构的调整势必造成部门组阁和人员调整频繁，增加企业的管理成本，降低管理效率。另外，管理层级与其规模、管控模式和行业特点相关，通常管理层级越多，其管控难度就越大，响应反馈的时间就越长。同时管理层级多，管理人员就相对增加，造成管理角色错位或人才资源浪费。组织结构和缺乏内部文化的医院通常缺乏协作意识，医院管理者需要从医院文化角度培养员工间的协作意识，建立规范的业务监管流程和沟通机会，提升全体员工工作行为的有效协作，从而带动组织效率的改善。

4. 流程管理角度

从医院的流程管理角度而言，现有医院的各种诊治、检查服务流程通常是基于较为原始的业务状态所设计的。例如，在门诊服务流程中，病患将医院产生业务的各个环节连接起来而形成一个整体的门诊服务流程，而在这个传统的门诊服务流程中，医院各业务环节通过为病患提供相应的服务活动（即诊断、治疗或检查等服务）带给病患（即接受服务的顾客）一定的价值（病患的疾病获得减缓或治愈），从而产生相应的经济效益和社会效益。若在整个流程中，某环节所提供的服务活动相对于其消耗的成本而带来的价值过低，或者在某些环节设计不合理造成逆向流程流动，则说明该服务流程的设计存在医疗资源或人力资源的浪费。因此，流程管理的目标就是通过突出价值增加较高的重要流程环节，减少价值增加不明显或难以增加价值的流程环节，改善相关的流程效率和效用。

5. 资源配置角度

根据专家估计的数据，在医疗资源及医疗体制相对较好的美国医疗体系下，大约有 30％的医疗支出被无效的资源配置管理方法所浪费。因此，从医院资源配置管理的角度，可以在运营层面为医疗诊治过程中所涉及的资源配置进行优化，从而减少由诊治流程造成的医疗资源浪费或低效。例如，诊断、检查等的等待时间对于病人是苦恼，可以通过模拟仿真去改进排队方式来降低病人整体的等待时间。医疗科室、设备及医疗人员的安排问题，或者手术资源、预算分配等问题，可以通过规划模型去获得最优的分配方案。

另外，基于风险管理及质量管理的优化方法及多目标规划理论，可以为医疗诊治的决策提供辅助的决策方法，从而降低检查、治疗方案的无用成分。

6. 信息管理角度

由于原有的信息系统很难满足管理的需要，受管理体制、医院管理体制、信息系统开发人员能力等多方面制约，造成缺乏成熟且完善的医院业务流程的信息系统，这可能会严重影响医院运营管理措施、管理手段的实施及效果。虽然目前医院的基础信息系统已经建设完善（如 HIS 等），但对与其相匹配的先进管理方法与管理技术工具缺乏认知和应用，大多数医院仅处于尝试阶段。

4.2.2 远程医疗体系的管理

1. 远程医疗体系的战略规划与管理

全面的远程医疗政策和战略关系到远程医疗体系未来发展的成功，是支持发展和采用远程医疗解决方案的关键，可以为卫生保健系统的长期利益提供科学有效的保障。远程医疗体系无论是作为高新技术项目实施，还是长期可持续的整合医疗服务解决方案，都涉及一系列有关系统本身生存发展的关键性决策，尤其是相关技术方案的选择、成本效益的分析等，在很大程度上决定远程医疗体系是否具有长期的发展潜力甚至体系的成功与否。因此，细致地规划对于远程医疗非常重要，可以确保其以最优的方式利用有限的资源达到最优的目标。

2. 远程医疗体系的运营管理

无论开展远程医疗体系的国家目前的收入水平或远程医疗的发展程度如何，远程医疗体系的实施障碍中，出现最多的就是远程体系的实施所涉及的成本太高。因此，远程医疗作为一项可持续的技术型服务，需要完善的成本—收益模型的量化分析，为远程医疗体系的运营模式进行优化改进，从而获得最有效、最经济的远程医疗系统及服务。在远程医疗体系的完整运营流程中，需要多个参与方的协同，因此需要建立清晰有效的协同模式，对各参与方的职责权利及收益分配等进行合理地协调。在此基础上，严格的远程医疗体系评估管理可以帮助决策者获得可靠的辅助决策数据，并进一步创建和确定合理的远程医疗政策和战略。

4.3 基于病人价值的远程医疗战略研究

4.3.1 我国医疗体系存在的问题及现行的医疗改革

我国的医疗卫生资源尤其是优质资源相对较为缺乏。在过去二十多年里，我国的经济水平获得了快速持续地发展，虽然经过局部的医疗体制改革后，我国的卫生筹资总体水平不断提高，筹资制度也逐渐得到了一定的完善，但另一方面，“看病难、看病贵”在中国仍然是一个非常普遍的现象。从浅层面讲，中国医疗卫生支出占 GDP 的比重较全球平均值要低，相对于中国庞大的人口基数及社会人口结构的快速老龄化趋势而言，必然造成中国的人均医疗卫生资源依然相对不足的现状。尤其是人均优质医疗资源的相对匮乏更为严重，进一步加大医疗卫生的投入显然是势在必行。但更为迫切需要解决的是由于缺乏标准的、有效的管理流程与管理体制，以及优质医疗资源分布与分配的不平衡，所造成的资源使用效率低下及资源浪费。在我国这种以公立医院为主导的现状下，自部属医院、省级医院、市县级医院及城乡基层卫生机构由上而下的等级划分中，各种软硬件资源、智力资源在不同层次的医疗机构之间的配置和流动也呈现出不合理、不平衡的结构。加上各级医院的技术业务水平和内部管理机制差别较大、上下级医院之间信息流通不畅、缺乏协调沟通，加剧了医疗资源的浪费及使用效率的低下。

我国已经实施了较长时间的医疗卫生体制改革方案，而在新医疗改革中较为成功的众多试点实践基本上局限在以下几个方面：公立医院的市场化产权改造、引入民间资本进入公共医疗服务领域，以及减少政府对于医院的干预等。这几种医疗改革途径对我国的医疗卫生系统而言都有一定的改进作用，但都属于局部性的改善，而非系统的、根本的改革，对于医疗卫生体系低效浪费及医疗资源不足等问题无法带来本质性的转变。因此，中国的大多数普通社会群体仍然无法以可接受的成本获得现代医疗卫生服务。

4.3.2 全球医疗体系的改革需求

在全球各国的医疗体系领域中，高成本、低效率，以及让人无法满意的综合医疗水平等问题一直是广泛困扰各国医疗体系良性发展的共同阻碍。这类问题在医疗卫生投入比例高的美国、欧盟等发达国家中非常明显。以美国为例，其医疗卫生总支出的大约 30％被医疗行业管理实践中的不合理计划和不科学资源管理所浪费。虽然美国的医疗卫生支出和人均医疗资源相对较高，而且其医疗卫生体制也最具市场导向，私立医疗卫生机构远超过半数以上，但行业的低效率却非常普遍且严重。虽然医疗卫生管理部门进行了一系列的补救政策和改革措施，如强制临床路径、降低误诊率、实施电子病历系统等，但带来的效果却非常有限。

医疗改革最根本的目的应该是要尽可能地提供给社会和公民充裕的医疗资源和医疗服务，而更高层次的追求则应是为所有的社会人群以更低的成本提供高质量的医疗服务。然而，医疗资源尤其是优质的医疗资源，比如高水平的医疗专家和医务人员，以及高科技的医疗器械和设备等，相对于需求而言总是有限的。这种矛盾的根本解决，需要通过提高医疗资源（尤其是优质资源）的使用效率，而非简单地增加绝对的资源数量。Champy 等从医疗流程效率角度提出了医疗流程的再造，以达到从根上改进流程效率的目的。Mark Graban 借鉴生产制造体系中的精益生产，提出并贯彻实施了精益医疗 (lean health care) 的概念。这些研究者和本书相关科研团队都通过大量研究而得出：在病人的诊疗流程中，各医疗环节通常都是隔绝、独立的，这样会由于流程设计缺乏防错机制而造成医疗失误，比如病人在诊疗过程中会遇到许多的医生或检查师，这些医生之间通常并没有针对该病人病情进行有效的沟通，因此不可避免地会产生重复或非必要的检查、诊断延迟等无效率的工作，造成病人治疗成本的增加；并且时有发生由于糟糕的流程设计造成的医疗过失，但是并没有服务提供者和医院管理者会为这种无效率的工作或资源浪费负责，最终都是由病人和医疗保险公司来支付或承担。

可以看出，以上分析所发现的医疗问题存在于全球绝大部分的医疗体系中。因此，急需一种能够从根本上改变医疗体系现状，从而能够建立起高效率、高质量、低浪费，同时兼顾公平的新型医疗体系。基于大量实践分析及理论探讨，我们认为，以远程医疗体系的建设为基础，以基于病人价值的医疗体系为目标，最终建立基于病人价值的远程医疗体系，才是从根本上解决现有医疗系统中的资源浪费严重、医疗质量较低等问题的有效方法。

4.3.3 远程医疗对面向医疗价值改革的促进作用

作为一种新的医疗技术与医疗体系改进模式，远程医疗在全球各个国家及地区的健康体系中都得到了高速发展及局部的有效应用。一方面，远程医疗，从字面可以直接理解为“远距离的治疗”，也就是优质医务人员和医疗资源可以通过远程网络通信的方式为物理距离遥远的病人进行疾病诊断、治疗。另一方面，全球医疗体系由于行业业务流程、资源配置、医院业务流程管理、人力资源制度等方面的表象问题，造成了大量的医疗资源和医疗人员资源的浪费，迫切需要一个能够带来根本改变的体制性改革或者管理战略方向，从而极大地提高医疗诊治的效率和效用，达到科学管理所定义的竞争力优势水平。那么，在现在科技发展趋势和潮流下，医疗体系改革应该选择什么样的道路呢？

战略管理大师 Porter 等认为，全球的医疗成本危机虽然来自于医院管理和医疗流程中的无效率，而更核心的原因则在于现有医疗体系对价值判断的误导。现有医疗体系的运营和评价都是以医生的成果为中心的，但是作为服务于社会和公民的机构，对医疗体系的评判更应该基于服务接受者即病人从中获得的价值，而且这种价值方向的改革实际上更是一种双赢的结果。因此，他们从医疗诊断模式、病人价值目标、收费方式、整合医疗体系、医院服务范围及 IT 技术平台 6 个方面构建了更为彻底的医疗改革战略方向，目标是建立基于价值的医疗体系、基于提高医疗质量而不是单纯基于增加业务量去增加医院的利润。目前的医疗服务收费模式无外乎按人头收费或按服务收费，这些都不支持对病人价值提升的奖励（保持疗效的基础上降低病人花费，或者保持同样花费基础上提高疗效），比如一位医生能够以较少的诊断检查项目来确诊病人病情，并且能够以较短的住院时间及较少的住院花费治愈病人，在全球的现行收费模式下，这位医生都无法获得任何实质性的精神鼓励或物质奖励，而这位医生更有可能得到的只是惩罚性结果，如收入下降。从管理的角度而言，提供了更高价值的服务反而使得服务提供者的收益受损，这样的情况是肯定不能接受的，但在医疗系统中却大量存在。

笼统地讲，一个针对病人价值的完善的社会医疗体系应该具有以下特征：高效率、低成本、医疗资源的可获取性和便捷性、医疗质量高、治疗效果好、病人满意度高、医疗人员的满意度高等。对于病人价值的定义，客观而言就是以尽量低的医疗成本获得尽量高的医疗成果，基本上等效于医疗系统的输入输出效率。医疗成本包括实际的医疗花费，以及为了获得医疗服务所需要的辅助花费；而医疗成果则包括健康恢复的程度、无效诊治率、恢复时间、恢复后的持续时间及治愈后的长期影响等。另外，从主观方面定义病人价值，即病人可以感受的医疗服务价值，包括病人的满意程度及病人接受医疗服务的舒适程度等。

在 Porter 等构架的战略改革方案中，基于病人价值的医疗体系是最终要实现的战略目标（图 4—5）。因此，所有的改革措施都是针对提高病人价值而制定的，这些措施包括建立多元化的协同诊疗小组、采用组合式收费模式（按病种及病人初始状况）、强化绩效评价及成本评估、将诊疗业务集中在医疗服务链的特定环节、利用医院联合体或连锁的方式扩充医疗服务地域，以及建立完善的自愿医疗信息平台。

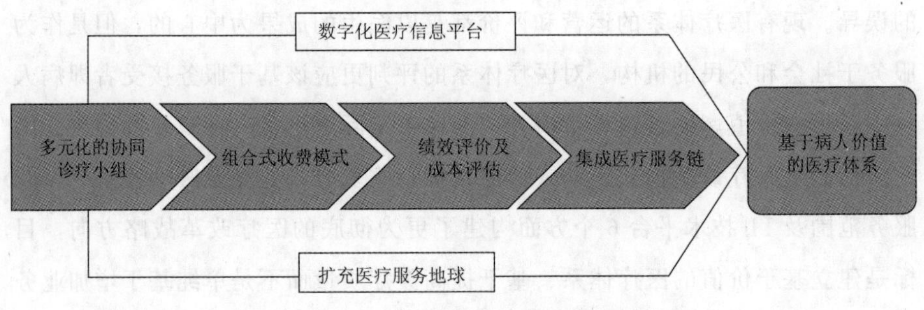

图 4—5 Porter 等基于病人价值的改革措施

相对于 Porter 等所提出的医疗体系改革战略架构而言，迄今为止，我国所进行的局部性医疗改革从浅入深包括减少政府对于医院的干预、公立医院私有化改制或直接引入民间私人资本，初衷就是利用私有化体制提高经营效率、减少医疗资源浪费，同时又通过扩大私人资本在公共医疗服务体系的医疗资源投入，提高社会普通公民的可获取性和便捷性。医院私有化、医疗体系的市场化仅仅是医疗体系改革的最初级阶段，仅能在最低层面提高医疗效率，而且美国等发达国家也已经证明了简单的私有化根本无法解决医疗体系中的根本问题。而最近几年试点较为成功的医联体改革才开始真正涉及深度的医疗改革。

4.3.4 建立基于病人价值的远程医疗体系

基于病人价值的医疗体系（图4—6）为我国的医疗体系改革提供了一个非常具有吸引力的目标框架，起初是由 Porter 等针对存在于全球医疗体系共性的重大改革性问题所提出的根本解决策略和方案。同时，EHTEL 在 2008 年也已经明确提出了欧洲的“European 2020”战略规划，其本质就是在实现各种医疗信息化系统集成的基础上，在数字医疗环境下建立基于远程医疗的 eHealth 医疗体系。

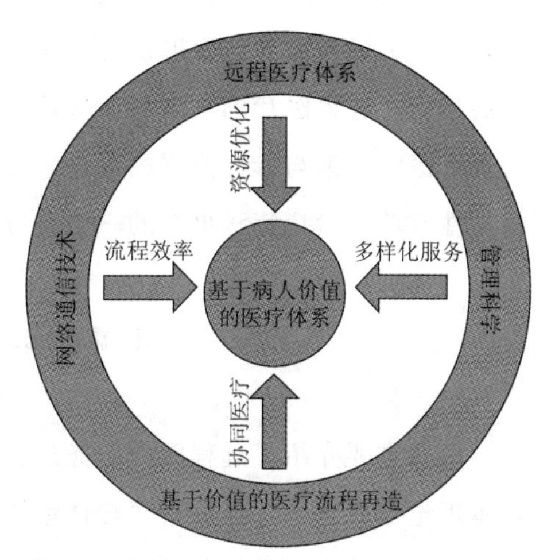

图 4—6 基于病人价值的医疗体系

这种新型体系的特征包括两项：可持续发展和需求拉动，这本质上代表了一种在网络信息环境下全新的医疗体系模式，是对现有医疗体系大幅提高系统效率及资源利用率的一种结构性改革。另外，在 EHTEL 的远程医疗定义中，EHTEL 把为病人提供的服务放在了最核心的位置：一是医疗资源（特别是优质医疗资源）对于病人的可获取性和便利性；二是病人获得的医疗服务的质量。资源的可获取性和便利性是医疗卫生系统发展的最基本目标，然而医疗服务的质量、成本及效率却是全球医疗体系所面临的更重大的挑战，理应是医疗体系改革的最本质目标。因此，综合而言，远程医疗体系的未来发展目标和建立基于病人价值的医疗体系是相辅相成及协调一致的。

对病人而言，也有证据证明基于远程医疗的诊疗服务能够在提高病人诊治效果的前提下，达到降低病人治愈所花费的时间和成本的结果。

我国现行的医疗体系改革被赋予了高度的期望。然而，这种改革的大多数措施实际上仅是为了弥补公立医疗资源的相对不足，以及减缓行政体系对于医疗体系的干预所造成的资源效率浪费，对于存在于全球医疗体系深层的医疗价值问题无法提供根本性的解决方案。同时，中国和其他很多国家或地区都对建设远程医疗体系给予了很高的重视及投资力度，然而世界卫生组织的报告显示大部分远程医疗的建设都缺乏系统的战略发展规划或国家政策。针对这一关键问题，我们创新性地提出了建设基于病人价值的远程医疗体系，可以为远程医疗的发展及针对全球医疗体系共性问题的改革提供非常重要的指引。远程医疗的发展目标应该不仅仅限定在通过通信网络与 IT 技术对现有医疗体系与诊疗流程的促进，更应该是对现有医疗体系各种问题进行根本性改革和诊疗流程再造的一个良好契机。

4.4 本章小结

本章主要介绍了远程医疗服务运行管理研究。首先，系统介绍了管理的基本理论及概念，并在分析医疗体系管理研究的基础上提出远程医疗管理体系的研究；其次，通过分析目前我国医疗体系存在的问题及现行的医疗改革现状，提出全球医疗体系的改革需求，研究远程医疗对面向医疗价值改革的促进作用，从而建立基于病人价值的远程医疗体系。

第5章　远程医疗服务的价值研究

5.1　远程医疗服务的价值与价值网络分析

5.1.1　远程医疗服务价值的一般分析

远程医疗系统的构建和运行将对医疗卫生事业发展、医疗与科技的结合、服务基层群众和医疗机构、提升大医院综合竞争力等产生积极的推动作用，其价值主要体现在技术价值、经济价值和社会价值3方面。

1. 技术价值

远程医疗服务系统建设涉及通信技术、视频传输技术、数据库技术、物联网技术等相关技术，目前，相关技术发展成果已经为远程医疗服务系统建设奠定了良好的基础，特别是国外相关视频传输、医疗影像处理、通信技术等已相对成熟并在远程医疗领域得到了应用。而在我国，华为等信息技术公司已经开发了大量有效的视频会议系统、数据处理及管理技术，并在一些省区实现了远程医疗的初步应用，这些都为远程医疗系统的建设奠定了基础。

当前我国远程医疗虽有一定的发展，但离真正建立完善的系统并实现实践应用还有一定距离。远程医疗系统的构建在吸收相应技术成果的基础上，实现基于平台化的远程医疗服务系统的技术集成、设备选型、软件选型与开发，并积极采纳物联网技术等新技术，推动远程医疗的进一步发展，对于形成我国远程医疗的建设标准和相应路径具有重要的技术启发作用。

2. 经济价值

远程医疗服务系统的建设对医疗水平落后地区的患者、医生、相关医院等都将产生显著的经济效益。根据李艳等人 2009 年对黑龙江省远程医疗的使用情况研究，远程医疗的经济效益非常明显。远程医疗系统的经济效益主要体现在以下方面：

①患者就诊就医费用节约数额巨大，给广大农村和偏远地区的患者带来了显著的经济效益。患者在驻地通过远程医疗就能得到大、中城市医院医疗专家的会诊诊断，可以节约往返的差旅住宿费用、医疗诊断费用。

②对于基层医院而言，远程医疗将一批患者留在基层医院，大大提升了经治医院的收入水平。一般县级医院平均住院费用在 3 000～5 000 元/人，每年通过远程医疗会诊将产生 25 万～45 万元的经济收入。

③对于基层医生而言，既节约了培训费用，又通过远程医疗服务系统的培训和学习提高了医疗水平。仅就医生培训而言，1 名医生进修，医院要支付 5 000 元以上的进修费，以及人员工资、差旅费和误餐补助费等。根据医疗行业规定的各级医生要在 3～5 年内进行临床医疗技术的继续教育，以适应医疗技术水平的发展要求，仅医生进修费用的节约就将是一个庞大的数字。同时，经过远程医疗工作，经治医生的医疗技术水平确实得到了很多方面的提高，由于是带着实际问题进行会诊、咨询，必然学习和掌握到新的国内较为先进的诊断方法。

④而对于专家会诊医院而言，远程医疗服务系统的运行将产生显著的经济收益，同时社会效益将更为明显。就黑龙江省而言，哈医大二院每年通过转入患者所带来的治疗收益在 500 万～800 万元。据此推断，河南省远程医学平台建设仅在医疗救治收入方面就将达到 2 000 万元左右，而开展远程教育、远程监护等的收入更为客观。同时，通过远程医疗会诊，一些普通疾病就可以在基层医院治疗，使疑难重症患者转入中心医院诊治，直接提高了医院床位的经济收益率。

⑤从国家医疗卫生事业发展来看，通过远程医疗会诊，使更多的患者得以双向转诊，既可缓解农村医疗资源不均衡的矛盾，又可为国家节省大量的医疗资源，减少国家医疗保险资金的投入。

3. 社会价值

建设远程医疗服务系统对全国医疗卫生事业的发展具有重要的现实

意义。

①有助于基层群众获得卫生资源优质地区先进的医疗服务，缓解社会医疗资源分布不均衡的现象。通过平台化远程医疗系统的开发和利用，可突破地域、时间的限制，将优质医疗资源和先进医疗技术向本地区医疗机构延伸，实现医疗资源共享和优势互补，这对缓解医疗资源分布不均衡的状况具有积极作用。

②有助于构筑基于临床案例的新型医学教育渠道，提高基层医疗机构和医疗卫生人员的医疗技术水平。网络医疗服务平台的技术特点，改变了传统的医护人员继续教育方式，使得医护人员不用离开工作岗位就能接受到基于临床案例的高质量培训，使潜移默化的自主学习成为现实，从根本上提高了基层医护人员获得优质继续教育的机会，这不仅是提高在职医护人员素质和技术水平的有效途径，也是建立终身教育体制的重要途径。

③有助于建立对突发公共事件的适时响应与危机处理机制。基于平台的远程医疗服务系统对突发公共事件、特殊环境下的伤员救治工作可提供有效的支持。在这种特殊环境下建立的应急机动网络医疗服务平台完全可以做到不受地面通信条件的影响，迅速构建起与后方医疗机构及卫生管理部门的联系，将事件发生地区以外的各类医疗卫生资源集中到事发现场，对提高事发地的疾病预防、治疗和应急救治水平，控制传染病源和切断传播途径，以及加强医务人员的安全防护，最大限度地挽救人民群众、医护人员的生命具有积极意义。

④通过平台化的远程医疗服务系统建设，将有一大批农村基层患者得到高质量的医疗卫生服务，同时，相当数量的农村基层医疗卫生人员将得到高质量的医疗卫生知识和技能培训。

综上所述，建设基于平台化的远程医疗服务系统对于优化区域内医疗卫生资源、提高医疗卫生效率、提高医疗机构的服务能力、满足区域内人们的医疗需求等都将产生积极的推动作用，社会效益显著；同时，也将大大节约患者的诊疗费用、提高基层医院的收入、减少医生的培训费用、提高会诊医院的经济收入，这些领域产生的经济效益同样非常可观。

5.1.2 远程医疗服务的价值网络分析

1. 价值网络的概念

价值网络是基于网络价值活动联系的价值创造体系，价值网络内部创造产品或服务所必需的是价值网络内一系列组织间的联系或关系，其价值实现过程就是网络中成员对网络内企业价值活动的联系的管理过程。价值网络体系中的价值活动是依靠它们之间的联系来实现价值创造的，这种联系规定了价值活动进行的方式、成本及其与另一价值活动之间的变化关系。另一方面，企业价值网络中价值的实现主要体现在价值的交换关系上，具体是通过每一成员企业所具有的核心能力与相关组织核心能力的结合实现的。

价值网络是以经济联系为纽带而形成的信息共享、创造价值的体系，不仅强调价值的共同创造，还注重系统整体对其个体的约束机制。价值网络以构筑企业竞争优势为导向，通过并购、战略联盟等多种手段，将行业内、行业间基于能力要素的合作伙伴都纳入到价值创造体系中，通过知识、资源及能力的共享与整合达成专业化分工模式下的价值传递机制，从而具备网络经济、规模经济、风险对抗、黏滞效应和速度效应等 5 种基本竞争优势效应。面对多样的客户需求、激烈的市场竞争，企业可以通过价值网络快速形成多样的产品组合、不同的营销策略等以灵活应对。

价值网络是一种组织网络，但它又是一种特殊的组织网络，它与一般组织网络在战略导向、网络成员关系、协调机制、相互信任与学习程度、网络效率等诸多方面有很大的区别。价值网络产生竞争优势的内生源泉是知识管理，它们在核心能力的构筑与延伸，网络伙伴信任机制的提升方面都有赖于在网络内部有效地识别、创造、交流、学习那些真正具有价值，对赢得优势至关重要的新知识。

基于以上分析，价值网络是以企业为核心而形成的复杂的混合关系网络和联系环境，模块化及网络化的发展趋势使得它从价值链衍生而成。它代表的竞争实际上是一种群体竞争模式。每一个企业都可以被理解为一个企业内部价值网络，与此同时又嵌入一个复杂的企业间相互作用的外部价值网络体系之中。其价值创造活动就是通过价值网络关系实现的，反过来价值网络创造的活动又伴有网络关系解构与再构的过程，其关系如图 5—1 所示。

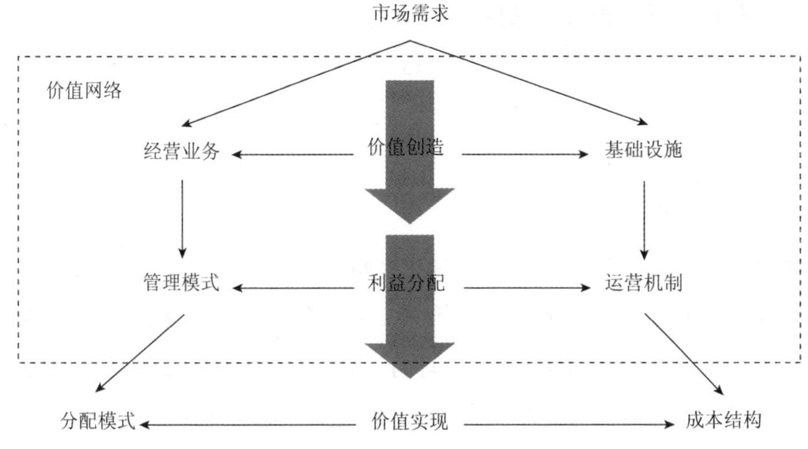

图 5—1 企业价值网络与价值创造的关系示意图

2. 远程医疗服务价值网络的构成

远程医疗服务网络面向国家及区域远程医疗监管与资源服务中心，面向各级医疗机构服务站点，面向系统服务提供商，面向就诊者，根据业务开展的需要，其价值网络主体可以分为行政监管主体、系统运行维护管理主体、服务运营主体、业务实施主体、患者，如图 5—2 所示。

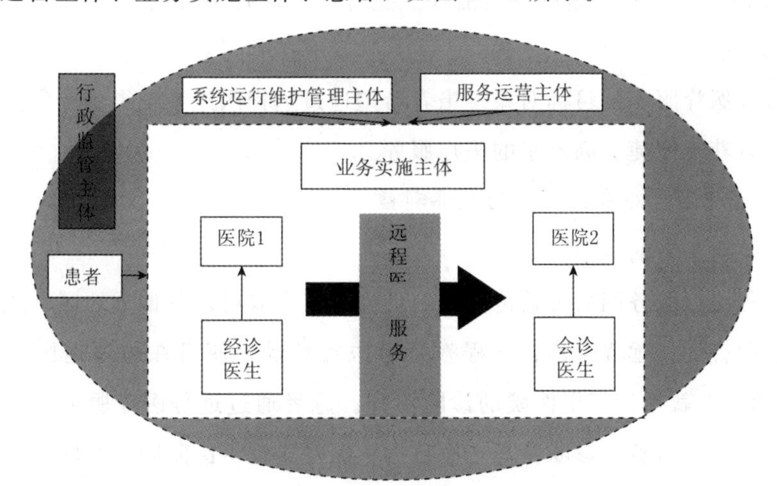

图 5—2 远程医疗服务价值网络

（1）行政监管主体。

国家远程医疗监管与资源服务中心、区域远程医疗监管与资源服务中心、远程医疗监管与资源服务中心用户通过系统开展远程医疗服务的监督管理工作。

（2）系统运行维护管理主体。

为了保障远程医疗服务正常高效运行的技术管理人员，需要对远程医疗服务器、数据中心、基础设施及IT设备进行统一的运行维护和管理，保障系统正常、高效的运行。

（3）服务运营主体。

远程医疗的服务运营人员，包括由各级医疗机构指定的机构内部的运营服务管理员、服务调度员或指定的第三方服务提供商，主要通过系统负责远程医疗服务的日常管理及各合作方间的协调工作，进行服务资源和时间安排，及时反馈给远程医疗业务实施方，保障远程医疗资源和业务按时开展。

（4）业务实施主体。

开展远程医疗业务的各级医疗机构、科室、医护人员。总体区分为远程医疗邀请方和受邀方。其中，邀请方是指负责提交远程医疗申请，并且准备远程医疗相关资料，参与到远程医疗过程并获得远程医疗结果报告的人员；受邀方是指接到远程医疗邀请后，审核远程医疗申请资料、给出应诊专家和应诊时间、提供诊断治疗意见等远程医疗服务的人员。

（5）患者。

远程医疗服务的目标对象。患者希望通过远程医疗系统得到专家会诊或看护，以获得便捷、高水平的医疗服务。

3. 远程医疗服务网络中的经济利益

（1）对患者的利益。

远程医疗服务网络覆盖范围已经延伸到广大农村及其偏远地区，成功开展了远程咨询、远程会诊、远程教育等医疗活动，使身在边远地区的患者“足不出户”就得到三甲医院的诊断治疗。患者通过远程医疗服务，可以节省差旅费、住宿费、诊断费等，而且远程医疗实现了医院间的互联，使患者在县级医院得到省市级医院的诊疗，有效地节省了治疗费用，解决了“看病难、看病贵”的问题。

（2）基层医院的利益。

在远程医疗服务的流程中，患者需要在会诊前进行一系列相关的诊断检查；

在会诊结束后，医生明确了病情和治疗方案，患者留在当地医院进行进一步治疗。在会诊前的检查和会诊后的治疗过程中，带给基层医院一定的经济效益。

（3）经治医生的利益。

为了提高医生自身的诊断治疗技术，医疗行业里各级医院通常会进行各种医疗教育以适应医疗技术水平的发展。在远程医疗工作中，经治医生可以通过实际案例跟行业内的知名专家进行交流、学习和咨询，从而掌握较为先进的新技术，提升自己的医疗水平，进而得到患者的信赖，同时间接为医院节省了进修培训费用。

（4）会诊医院的利益。

会诊医院利用自己先进的医疗技术和优质的医疗资源，为广大基层医院的患者解决疑难病症的诊断，不仅提高了自身的知名度，通过基层患者的转诊，也为医院带来效益。

（5）会诊专家的利益。

通过远程医疗有一些疑难危重病人需要转院治疗，这会给会诊专家带来直接的经济效益，同时在解决疑难问题的过程中，专家也提高了自己的声誉。通过临床会诊，也为一些专家的教学科研任务提供大量实践样本。

（6）开发商的利益。

远程医疗服务平台的搭建需要软件和硬件支持，这为软件开发商、网络服务商、医疗器械供应商等提供了大量商机。

4. 远程医疗服务网络中的社会效益

（1）远程医疗服务是缓解“看病难、看病贵”的重要途径。

远程医疗技术的集成应用和示范、构建远程医疗服务系统是满足人民群众医疗卫生需要、提高健康水平、缓解医疗卫生事业发展中的突出矛盾的必要措施，特别是对于解决落后地区、农村的医疗卫生服务不足的问题意义重大，对于从整体上缓解“看病难、看病贵”问题具有重要的现实意义，是实现将现代信息技术、医疗技术等集成应用到普通民众的重要举措，能使其享受到科学技术进步所带来的效益，分享科技进步的实惠。

（2）远程医疗服务有助于提高基层医疗卫生人员的医疗技术水平。

基层医疗卫生人员和医疗机构技术水平低是造成群众看病难的原因之

一。河南省农村基层医疗机构虽然在快速发展，但是基层医疗技术人员的技能水平与大城市医疗技术人才的技能水平之间的差距并没有缩小，反而呈现出日渐拉大的局面，这严重影响着医疗卫生事业的整体发展。建设面向群众需求的远程医疗服务系统对于开展远程医疗教育、进行远程手术直播培训、推动农村基层医疗机构技术培训等具有重要的作用，改变了传统的医护人员继续教育方式，使得医护人员不用离开工作岗位就能接受到基于临床案例的高质量培训，从根本上提高了基层医护人员获得优质继续教育的机会，这不仅是提高在职医护人员素质和技术水平的有效途径，也是建立终身教育体制的重要途径，是当前提高我国农村基础医疗机构和人员技术水平的有效途径。远程医疗技术的广泛应用使群众得益，使医生得益，使各级医院得益，使医疗卫生事业的发展得益。

(3) 远程医疗服务能有效提高卫生服务效率。

面向基层群众需求的远程医疗服务系统使参加会诊的专家对异地病人的医学图像和各种检查资料与异地医师就初步诊断进行交互式讨论，其目的是给异地医生提供诊断与医疗指导，帮助异地医生得出正确的诊断。对于我国医疗卫生事业而言，这种基于云技术的现代远程医疗模式实现了大中小型医疗机构之间的医疗资源共享共用，提高了闲置资源的利用率；对于患者而言，减少了疑难、危重患者的不必要的检查及治疗，免除患者的往返奔波，并为及时准确地抢救与治疗患者赢得了时间，特别是对于那些身处农村边远地区的患者而言，远程医疗服务系统的运行将使他们的病患得到及时、低价的治疗；同时，对于高水平医疗卫生人员而言，也使少数高水平医学专家的技术更多地为社会服务，充分利用了卫生资源，又为患者节省了费用开支。

(4) 远程医疗的开展能提高公共卫生事件应急处理的效率。

远程医疗服务系统对突发公共事件、特殊环境下的伤员救治工作可提供有效的支持。在突发公共卫生事件中，可以通过网络发布紧急公告，传递政府主要指示和精神，了解突发公共卫生事件的发展情况，向公共卫生事件突发地医院提供医疗救助和技术支持，凸显“快捷、便利、节省、高效”的作用。借助于远程医疗服务系统，在突发公共卫生事件环境中建立起的应急机动网络医疗服务平台完全可以做到不受地面通信条件的影响，迅速构建起与后方医疗机构及卫生管理部门的联系，将事件发生地区以外的各类医疗卫生资源集中到事发现场，对提高事发地的疾病预防、治疗和应急救治水平，控制传染病源和切断传播途径，以及加强医务人员的安全防护，最大限度地挽救人民群众、医护人员的生命具有积极意义。

5.1.3 远程医疗帮扶基层的价值分析

1. 远程医疗对当地经济的影响

农村医疗服务是可持续发展的一个重要组成部分，发达国家在这一领域已有 50 多年的发展历史。作为农村居民和城市医师的联络纽带，远程医疗被认为能大幅度地提高农村医疗水平。研究表明远程医疗能带给农村社区多项医疗服务（Rickets，2000），提高整体医疗水平（Nesbitt 等，2005），甚至能帮助招聘和留住医师人才。远程医疗不仅能改善农村医疗卫生服务，还可以通过以下方式影响当地经济：降低交通成本和减少误工，增加当地实验室检查检验收入和药品收入，节约医院人力成本。

莫倩宁（2015）的一篇译文发现，通过实地考察位于美国中西部 4 个州的农村地区的 24 家不同规模的医院，建立了量化远程医疗经济影响的方法，使用该方法计算出远程医疗每年对当地社区的经济贡献从 2 万美元到 130 万美元不等，均值为 52.2 万美元。

研究包括中西部 4 个州（堪萨斯州、俄克拉荷马州、阿肯色州和德克萨斯州）的 24 个农村社区，上述社区都有医院开展某种远程医疗服务。对每个研究地点的访谈要搜集的信息包括：开展的远程医疗项目，每年远程诊疗量和使用的设备种类。大部分地方只提供远程影像诊疗服务，在农村当地进行数字影像的采集（例如 X 光片），然后传输到城市，由放射医师阅片。有几个地方使用双向互动电视，开展远程的精神疾病或肿瘤疾病医疗服务，这样农村患者可以实时与城市的医疗专家沟通。

（1）节约的人力成本。

如果没有远程医疗，医院为了提供相应服务必须自己雇用放射、精神病学和肿瘤学医师。农村的医院通常难以承担这些专业人员高水平的工资，最多只能负担其兼职服务（1 周工作 1～3 天）的费用。实际上，在该研究采访的医院中，有几家就因为难以承担的人力成本而失去了放射医师。医师在一个地点工作比在多个地点更有效率，因为可以节约消耗在路上的时间(Bulik，2004)。每年潜在节约的成本取决于远程医疗对医院人事状况的改变程度以及远程业务的成本。不同专业的医生组成的医疗组在城市地区工作，并为多家农村地区医院提供远程服务，可以使更广大的患者群体受益，从而提高效率。远程医疗节约的人力成本如表 5－1 所示。

表 5－1　远程医疗节约的人力成本

医院	岗位	开展远程医疗前			开展远程医疗后			节约额/美元
		年诊疗量	工作时间 FLE	医院支付成本/美元	收费标准	工作时间 FLE	医院支付成本/美元	
A	放射科医师	6 000	1.0	200 000	10	0.2	100 400	101 600
B	放射科医师	2 800	0.4	80 800	10	0	28 000	61 600
	精神科医师	360	0.4	52 000	120	0	43 200	

注：FIE 表示标准每周工作时间，0.2FIE 大约是一周工作两天。

（2）节约交通成本。

可以享用远程医疗的居民不需要为获得相应服务而去外地医院，从而节省了交通成本，在社区的层面这可以累积成可观的费用。影响交通成本的因素包括：最近的可提供相应医疗服务的医院与当地医院的车距、平均每公里的驾车成本，以及需要及时处理的远程医疗患者比例。这指的是并非每一例远程医疗都需要及时响应，比如有些医院仍雇用每周工作一次的放射医师，当地轻伤患者（例如手指受伤）在周末照了 X 光，可能等到下周五才能出报告，这类情况下，无论有没有远程医疗，患者都不需要去外地，所以也就没有节约交通费用。但在病情严重的情况下，患者要么去能拍 X 光并能马上出报告的医院，或者去提供远程读片服务的医院，这样远程医疗就可以节约交通费用，如表 5－2 所示。

表 5—2　远程医疗节省的交通成本

地点	距最近医院单程距离/英里	往返距离/英里	每英里成本	年诊疗量	需及时处理的病例比例	总节约成本/美元
Siloam Springs	18	36	18.18	25 000	5%	22 725
Clinton	80	160	80.80	14 400	5%	58 176
Wynne	50	100	50.50	13 200	5%	33 330
Crosselt	53	106	53.53	13 200	5%	35 330
Monticello	50	100	50.50	19 200	5%	48 480
Nashville	50	100	50.50	13 800	5%	34 845
Mena	80	160	80.80	22 200	5%	89688
Horton	73	146	73.73	180	100%	13 271
Sedan	95	190	95.95	132	100%	12 665
Minneola	130	260	131.30	912	5%	5 987
Hoisington	56	112	56.56	9 600	5%	27149
Norton	97	194	97.97	2 400	5%	11 756
Oakley	88	176	88.88	3 600	5%	15 998
Ltano	75	150	75.75	6 000	5%	22 725
El Campo	76	152	76.76	600	5%	2 303
Childress	115	230	116.15	16 425	5%	95 388
Canadian	105	210	106.05	2 400	5%	12 726
Bristow	30	60	30.30	6 600	5%	9 999
Hugo	53	106	53.53	9 600	5%	25 694
Waunika	54	108	54.54	1836	Varies	9 981
Prague	55	110	55.55	4 500	5%	12 499
Poteau	31	62	31.31	27 600	5%	43 208
Idabel	72	144	72.72	1500	100%	109 080
Kingfisher	50	100	50.50	12 320	5%	31 108

（3）节约的误工费。

当患者必须去外地获得医疗服务，那么他不仅仅要支付交通费用，还有相应时间段内的误工费。误工费的计算与交通费用的计算相似，用开车时间和平均每小时工资分别代替车距和每公里交通成本（见表 5—3）。为简化计算，只计算了路途往返时间，而没有把在医院办理相关手续的时间计算在内，因为各个医院之间的差别不会很大。但应该注意，第一次去医院的患者可能需要额外多花一些时间，这样计算的误工费就在一定程度上被低估了。

表 5—3　远程医疗节约的误工费

地点	平均每小时工资	距最近医院单程距离/英里	往返时间/分钟	误工费/美元	年估计量	需及时处理的病例比例	总节约额/美元
Siloam Springs	19.11	18	76	24.20	25 000	5%	30 253
Clinton	11.92	80	150	29.81	14 400	5%	21463
Wynne	12.96	50	180	38.87	13 200	5%	25 651
Crosselt	17.25	53	154	44.28	13 200	5%	29 227
Monticello	12.26	50	160	32.70	19 200	5%	31396
Nashville	12.98	50	144	31.14	13 800	5%	21490
Mena	11.28	80	226	42.49	22 200	5%	47 168
Horton	12.77	73	202	43.01	180	100%	7 741
Sedan	10.28	95	218	37.36	132	100%	4 931
Minneola	14.25	130	280	66.49	912	5%	3 032
Hoisington	14.44	56	124	29.84	9 600	5%	14 322
Norton	12.24	97	216	44.06	2 400	5%	5 288
Oakley	11.60	88	170	32.87	3 600	5%	5 916
Llano	14.20	75	172	40.71	6 000	5%	12 212
EICampo	14.37	76	168	40.23	600	5%	1207
Childress	12.13	115	250	50.56	16 425	5%	41519
Canadian	17.85	105	232	69.02	2 400	5%	8 282
Bristow	15.23	30	50	12.69	6 600	5%	4 188
Hugo	11.73	53	128	25.03	9 600	5%	12 016
Waurika	10.85	54	142	25.67	1836	Varies	25 986
Prague	12.80	55	122	26.03	4500	5%	5 856
Poteau	12.51	31	96	20.02	27 600	5%	27 269
Idabel	14.68	72	186	45.51	1500	100%	68 269
Kingfisher	15.60	50	120	31.20	12 320	5%	19 216

以上讨论的 3 项可以有力说明开展远程医疗的好处，但都属于节约的成本，对当地产业和居民来说都不是实际可看到的收入。而当地实验室和药房收入的增加是对当地经济的直接贡献。Eilrich，Doeksen 和 St. Clair（2007）指出，患者的首诊医院是影响其选择做检查和买药地点的主要因素。一些其

他研究也提示远程医疗减少了当地社区相关业务量的流失（Nesbitt 等，2000 年；Hilty 等，2004 年）。因为远程医疗的患者不需要离开当地就能得到初步诊断，那么接下来的检查和药品治疗就更可能在当地完成，这样对当地收入的增加是很可观的，如表 5—4 所示。

表 5—4 远程医疗节约的检查费及药品收入的增加

远程精神疾病诊疗	年诊疗量	使用百分比/%	月单张处方金额		年处方金额（假设 3 个月）/美元	
			低水平	高水平	低水平	高水平
阿德拉	84	50%	85	350	10 710	44 100
阿普唑仑	84	50%	60	300	3 024	15 120
远程放射影像诊疗	年诊疗量	使用百分比/%	检查费/美元		年费用/美元	
血常规	2 400	10%	100	1 200	24 000	288 000
MRI	2 400	2%	400	4 000	19 200	192 000
CT	2 400	5%	400	2 000	48 000	240 000
活检	2 400	2%	300	1 200	14 400	57 600
	年诊疗量	使用百分比/%	月费用/美元		年费用/美元	
止痛药	2 400	30%	50	300	36 000	216 000

表 5—5 显示了远程医疗对 24 家医院在上述 4 个影响因素方面的计算结果，可以看出社区间的差异。

表 5—5 远程医疗经济效益影响汇总表

地点	州名	床位	社区人口	年诊疗量	年节约成本（或经济增收）				
					人口成本节约/美元	交通成本节约/美元	误工费/美元	检查药品增收/美元	年总量/美元
Siloam Springs	AR	73	10 843	25 000	141 400	22 725	30 253	110 000	1295 378
Clinton	AR	25	2283	14 400	16 1600	58 176	21 463	33 600	874 839
Wynne	AR	15	8 615	13 200	(36 400)	33 330	25 651	80 800	603. 381
Crosselt	AR	46	6 097	13 200	129 280	35 330	29 227	580 800	774 637
Monticello	AR	50	9 146	19 200	161 600	48 480	31 396	844 800	1 086 276
Nashville	AR	25	4 878	13 200	(8 720)	34 345	21490	607 200	654 815
Mena	AR	65	5 637	22 220	0	89 688	47 168	976 800	1113 656

续表

地点	州名	床位	社区人口	年诊疗量	年节约成本（或经济增收）				
					人口成本节约/美元	交通成本节约/美元	误工费/美元	检查药品增收/美元	年总量/美元
Horton	KS	35	1967	180	18 800	13 271	7 741	35 280	75 093
Sedan	KS	25	1 342	132	24 560	12 665	4 931	28 872	68 029
Minneola	KS	15	717	912	(9 120)	5 987	3 032	40 128	40 027
Hoisington	KS	25	2 975	9 600	9 000	27 149	14 322	122 400	472 871
Norton	KS	25	3 012	2 400	101 000	11 756	5 288	105 600	233 644
Oakley	KS	21	2173	3 600	47 000	15 998	5 916	158 400	227 314
Llano	TX	30	3 325	6 000	(9 200)	22 725	12 212	264 000	289 737
EI Campo	TX	49	10 945	600	(6 000)	2 303	1 207	26 400	23 910
Childress	TX	60	6 778	16 425	37 750	95 388	41519	722 700	879 358
Canadian	TX	26	2 233	2 400	77 000	12 726	8 282	105 600	203 608
Bristow	OK	30	4 325	6 600	79 440	9 999	4 188	290 400	384 027
Hugo	OK	34	5 536	9 600	5 000	25 694	12 016	422 400	465 111
Waurika	OK	36	1 988	1 836	11 480	89 981	25 986	95 376	142 823
Prague	OK	25	2 138	4 500	35 800	12 499	5 856	198 000	252 155
Poteau	OK	84	7 939	27 600	23 600	43 208	27 629	1 214 400	1 308 837
Idabel	OK	90	6 952	1 500	(34 600)	109 080	68 269	294 000	436 749
Kingfisher	OK	25	4 380	12 320	38 400	31 108	19 108	542 000	630 804

总的来说，远程医疗每年为当地社区带来了至少 20 000 美元的成本节约（或经济效益），24 家医疗机构平均的节约成本为 522 000 美元，而最大值为 1 300 000 美元。大部分的经济效益来自于实验室和药品收入的增加，影响这一项最重要因素是远程医疗的年诊疗量。一个有趣的现象是，有些医院开展的远程医疗对患者支出费用的影响是负面的，这提示了远程医疗并没有大幅度改变医院的人力成本状况，而医院要为远程医疗支付额外费用。对一些社区，医院人力成本的节约是明显的，但患者节约的交通成本和误工费两项贡献仅为总量的 20％。不同医院的巨大差异提示不同地理位置和不同远程医疗项目对研究结果影响非常大，尽管数据来自于不同的州以及不同的远程医疗形式，但对总的经济效益值影响最大的部分都是实验室和药品收入的增加。

因此，农村社区和医院应结合实际，考虑当地医生的支持度、所在地的医疗政策和当地保险政策，而不是预先假设远程医疗会为当地带来经济收益。但同时也应注意远程医疗能为整个社区带来好处，所以医院做决定时应该考虑对整个社区的潜在影响。

2. 远程医疗对我国县级医院的影响

县级医院作为农村三级医疗卫生服务网络的龙头，是连接城乡医疗服务体系的重要纽带。如何有效推进县域医疗卫生服务体系综合改革，是切实缓解农村居民“看病难、看病贵”问题的关键环节，也是统筹城乡卫生发展的重大举措。但由于医疗资源投入不足，医务人员教育水平偏低，人才流失现象严重，县域医院的医疗服务水平仍然较低。远程医疗作为一种跨越空间限制实现医疗、保健、教学等服务的新型医疗模式，对加强县域医疗服务水平、实现“大病不出县”具有重要意义。远程医疗对县医院服务能力的提升作用主要体现在如下方面：

（1）降低了县医院转诊率，有利于分级医疗的实现。

随着城乡差距的不断拉大，加上医疗资源配置不合理等问题，致使县域内居民的部分医疗需求难以满足，患者赴县外就医现象显著，因此也突显了在广大农村和边远地区“看病难，看病贵”的问题。远程医疗方便医疗力量薄弱地区的医院分享高水平的优质医疗资源，通过多种形式拓展县域内医疗服务宽度。对疑难病例，通过预约诊疗和双向转诊功能，实现需要转诊的患者可通过接口服务预约中心医院的专家进行转诊申请，从而最大限度地节省医疗资源。以新疆医科大学第一附属医院为例，2008～2011 年开展远程医疗试点工作期间，县域医院转诊率约为 8%，基本实现国家“力争使县域内就诊率提高到 90%左右，基本实现大病不出县”的目标。

（2）加强了县医院专科建设，医疗服务水平得到提升。

对于危重病患者，县级医院可通过远程医疗系统，向中心医院提出远程会诊申请，上传患者病历资料，并通过视频终端与中心医院的相关专家进行实时讨论。对于重症监护患者，也可通过远程医疗系统实时传输其床边监护仪显示的生命体征数据，实现中心医院专家对病患的远程托管。以远程病理为例，将标本图像通过远程传输，由中心医院专家协助诊断，可以大大缓解我国基层医疗机构病理诊断人员配置不足和水平欠缺等问题。通过原卫生部 2011 年病理电子远程会诊试点工作的开展，试点医院病理诊断水平得到显著提升，近 40%的会诊病例诊断结果被修正，近 2 000 例可能发生的医疗不良事件得以避免，有效提高了试点医院医疗质量安全水平，也加强了医院的学科建设。

(3) 促进了县级医院人力资源素质的提高。

优秀的医疗技术人员是县级医院改革和发展的关键，是提升其服务能力的核心因素。通过远程医疗工作，医生的医疗技术水平将会得到多方面的提高。医生带着实际问题进行会诊、咨询，必然能获得理想的学习效果。中心医院专家将先进的手术、操作等过程进行全面数字化录制并上传存档，供县级医院医生观摩学习，为县级医院提供丰富的教学资源。此外，县级医院医生门诊接诊进行手术时，可通过远程视频对话获得中心医院专家的实时指导。远程医疗的实现，突破了时间和空间的限制，使得对口支援的覆盖范围实现了从点到面的飞跃，从而提高了培训的效率，促进了人才队伍建设。

(4) 提升县级医院应急反应能力。

县级医院的一项重要功能是开展自然灾害和突发公共卫生事件的医疗救治工作。自然灾害的区域性与广泛性、频繁性和不确定性等因素，给医疗救护带来极其严峻的挑战。远程医疗依靠其得天独厚的技术优势，能够保持“全天候”在自然灾害急救现场等特殊场合下实现患者与医生“面对面”的交流，成为在极其恶劣条件下拯救伤病员的重要途径，提升了县级医院对自然灾害和突发公共卫生事件的应对能力。

(5) 推动县域医院信息化建设。

目前基层卫生机构的信息系统的建设侧重于内部信息资源共享。随着远程医疗建设的发展，要求信息技术承担起缩短与大医院时空距离的重任，这对县域医院的数字化建设提出了新的功能需求。在实际应用中，远程医疗系统强调医院之间的信息共享。病历资料采集，涉及与医院数字化诊疗设备、电子病历等系统对接和与区域医疗平台的信息交换，从而推动县域医院的信息化建设发展。

3. 远程医疗对我国社区的影响及策略

社区医疗是指一般的医疗保健，也是病人首先求医之处，即病人到医院前的一些医疗，是以人群为基础的医疗服务；也是为需要治疗的慢性病病人、老年病人及需家庭护理和姑息疗法的病人提供连续医疗服务之处。在一些国家特别是发达国家，社区医疗的主体是全科医生或儿科、妇科等特定专科。

我国社区基本医疗服务水平还处在相对较低的位置，这样就造成病人集中到大医院，社区就诊率低的局面。同时老年病、慢性病发病率、老年化程度逐年增长，对医疗资源的需求也越来越大。虽然部分地区政府已经有较严格的分级就诊转院的流程规定，但并没有严格转院标准，患者更愿意选择实力强的大医院就诊，造成目前我国“看病难、看病贵”的普遍现象，使有限的医疗资源没有发挥最大的医疗效用。社区、农村医疗条件较差的卫生机构因不能满足人们基本的医疗卫生需求而门庭冷落，无人问津，使本来并不充足的卫生资源又被闲置而效益发挥不好。周而复始既造成了卫生资源的浪费，又加剧了医疗卫生服务的供需矛盾，影响医患和谐。

柳州市工人医院为例，该院通过多年实际的运行和管理，通过搭建面向社区的远程医学服务平台，为大医院和基层社区医疗之间实现远程医疗起到了非常关键的支撑。

（1）实现社区卫生服务中心站点一体化管理。

该院通过远程信息 WEB 平台对各个远程站点实现医疗质量控制管理。远程医学服务平台积累了大量的医疗信息，这些都是医疗卫生行业的宝贵资源，通过充分开发这些数据资源，可以为区域医疗管理、规划提供可靠保证，为城乡居民医疗卫生的可持续发展提供决策服务。

（2）实现跨院、跨区域的远程信息共享。

通过远程医学服务平台将社区居民各种健康档案汇总、交换、共享并上报卫生部门。传统的医疗卫生机构的信息因各自为政、相互隔离，从而导致大量的医疗卫生数据和信息得不到充分利用，医疗卫生资源无法实现共享。对患者重复检查、重复用药无法进行实时有效监管，造成人民群众医疗支出一年比一年高。为有效解决居民诊疗信息孤岛问题，可以通过远程医疗服务平台整合各医疗卫生业务应用系统，最终形成一个互联互通的医疗卫生业务协同网络，方便相关数据调用和资源管理，同时转变社区卫生服务运行机制和居民健康管理模式，提高管理水平和服务效率。

（3）实现方便的分级诊疗和双向转诊。

患者可通过远程医学服务平台，共享平台建立的分级医疗和双向转诊体系，明确各级医疗机构的上下级对口关系。在远程医学服务平台支持下促进大中型医院与城市社区卫生服务机构以及乡镇基层卫生机构之间的业务联动，优势互补、疾病诊治连续化管理，实现不同医疗卫生机构之间多种形式的联合与合作。探索由社区卫生服务机构逐步承担大中型医院的一般门诊、康复和护理等服务，开展社区首诊制试点，最终实现“小病在社区，大病进医院，康复回社区”的就医格局。在充分共享患者健康信息的基础上，远程医疗服务平台为双向转诊的有效进行提供及时、便捷的信息化运作平台。

（4）实现社区远程家庭监护系统。

社区远程家庭监护系统作为远程医疗系统中的一部分，是将采集到的被监护者的生理参数与视频、音频以及影像等资料通过通信网络实时传送到社区监护中心，用于动态跟踪病态发展，以保障及时诊治。远程医疗和健康保健相结合的服务模式随着通信、网络在家庭中的普及可以迅速拓展到家庭、个人。远程心电监护、远程慢病家庭管理、远程助产护理、远程医疗随访等服务是今后社区人口健康保障的重要内容。

远程社区医疗作为提高社区医疗水平、促进医疗资源合理分配、充分发挥社区医疗作用的有效途径，有效地缓解医疗资源的供求矛盾。远程医疗服务平台是对大型综合性医院帮扶基层社区的一种新的探索。远程医疗发展的重要方向之一是面向城市社区的远程医疗和面向家庭、个人的远程健康监护；在应对、处理突发公共卫生事件和自然灾害性事件方面，这种远程医疗与社区卫生服务相结合的新型模式将发挥重要作用。

5.2 远程医疗服务的成本价值分析

5.2.1 基于成本—效益理论的远程医疗价值分析

基于成本—效益理论的远程医疗价值分析就是思考与探索远程医疗服务的价值、功能与成本，寻求最佳方案，使目标以最低的总成本可靠地实现服务的必要功能，达成价值提升或降低成本的目标。远程医疗系统在注重医疗质量的过程中，必须考虑自身生存与发展问题，所以，投资建设远程医疗系统，需要兼顾经济效益和社会效益。价值分析是卫生经济研究的主要方法之一，用于评价投资项目、成本控制以及计划方案，进行事前预测的分析评价以提供决策信息，进行事后评价以控制单位成本。

价值分析与成本—效益分析基本思路是一致的，成本—效益分析方法是决策者进行选择和决策时的参考依据，通过计算方案的预期效益和预计成本来选择最佳方案。本研究中的医疗成本（cost）是指在实施某医疗项目规划、诊断方法或治疗方案等的过程中，以货币的形式来统一计量所投入的人力、物力、财力等全部资源的消耗。医疗效益（benefit）是指实施某医疗项目规划、诊断方法或治疗方案后，以货币的形式来计量取得的全部收益。成本—效益分析方法的目的是评价其效益是否大于成本，要求用货币形式来计量方案的成本和效益，以便选择成本尽可能低而效益尽可能高的方案。

医疗成本—效益分析方法主要的指标是效益成本比率 α、净现值 β 等。α 代表单位成本获得的效益，用医疗方案的效益现值总额与成本现值总额之比来表示，若 $\alpha>1$，则可能接受方案。β 表示核算医疗方案成本之后，除去全部成本预计获得的净效益，用医疗方案的效益现值总额与成本现值总额之差来表示。效益成本比率 α 越大越有优势，净现值 β 大于零才可能接受方案。

运用成本—效益分析方法时，首先要确定几种备选方案，分析每种方案的预计效益和全部成本，计算和评价成本与效益，比较分析结果，进行最终决策。追求单位成本的效益最大化是市场经济的追求目标，所以成本—效益分析在医院质量管理中具有重要作用，通常情况下，往往难以完全以数量和货币来表达医疗效果，还涉及医学、伦理学、政治、文化等多方面的因素影响，进行经济分析时应综合考虑，选出的方案才能更实用。医院需要从患者角度出发，综合考虑和评价各种医疗投资项目和诊疗方案，减少不必要的成本或费用开支，采用最适宜的诊疗措施，达到最佳效果。

1. 成本分析

远程医疗系统的成本主要包括硬件成本、软件成本、人力成本、转型期成本、运行成本等几类。

（1）硬件成本。

硬件成本包括构建远程医疗网络及其应用体系所必需的硬件设备成本、局域网服务器和存储设备投入成本、标准数字化接口检查与检验设备的费用等。

（2）软件成本。

软件成本主要是远程医学中心体系的软件系统，包括医院内外网站系统、网络控制系统、综合管理查询系统、信息系统、配套应用系列软件等的投入，以及部分老旧设备缺乏标准的数字接口需另行编写接口程序、部分设备的数字化接口软件费用、软件公司实施费用等。

（3）人力成本。

人力成本包括高质量医疗技术、计算机、网络通信技术综合人才队伍建设成本和员工培训成本。

（4）转型期成本。

转型期成本是为推进远程体系应用、改变传统工作流程和工作习惯而产生的成本。

（5）运行成本。

运行成本是远程医学系统正式运行之后产生的成本，包括硬件和软件维护成本、日常耗材成本、能源消耗成本等。

2. 效益分析

远程医疗中心的建设效益表现为社会效益、经济效益、科研教学效益和管理决策效益等几类。

（1）社会效益。

远程医疗中心的运营为医生提供了更加准确、及时、全面的病人相关信息，提升了服务质量，医生的诊断与治疗更加有效；取消各类手工记录，医务人员有更多的时间和精力为病人服务，减少了大量的非业务性工作；提高了医疗质控广度和力度，提高了医疗质量；让患者更快地康复回到工作岗位产生的综合社会效益很难用金钱衡量。

（2）经济效益。

远程医疗中心的运营增加了许多额外环节，医院并没有因此而提高收费价格，很多方面都是公益性质。直接的经济效益主要是节约了胶片、各类纸张、印刷品等耗材和物资费用支出，减少或杜绝了漏费，错费、失控等现象，减少了手工操作环节；提高了药品的库存周转率，减少运行过程的内耗。

（3）科研教学效益。

远程医疗中心改进临床科研手段，计算机辅助各类临床数据中找出特点、规律等；利用远程中心平台，加速高水平医务人员的培养，改进科教手段；远程医疗系统的应用丰富了医学资源，提高了科教起点，提高了医学信息的采集广度和信息保存质量。

（4）管理决策效益。

远程医疗中心的网络系统丰富了管理信息的来源，提高了医疗信息查询统计效率，规范了管理的内容与流程，明晰了公文的流转过程规范，将员工档案、成果、项目等都集中在各平台上，由本人及院方互动式管理，做到管理与服务的结合；对医疗历史数据进行比较，预测发展趋势，进行分类处理及预警决策。

5.2.2 基于角色分析的远程医疗价值分析

远程医疗因其更高的可及性、质量、效率和成本效益，从而在减少诊断差异、改进临床管理以及在全球范围提供医疗保健服务方面具有巨大的潜力。特别是远程医疗因为克服了卫生保健提供者和患者之间的距离和时间的限制，可以极大地帮助传统上服务水平不足的社区（医疗服务和人员很少的偏远或农村地区）。此外，有证据指出，这对病人、家属、卫生工作者和卫生系统均具有重要的社会经济利益，其中包括更好的医患沟通效果和教育机会。总体而言，基于国内外公开发表的远程医疗案例报告，远程医疗系统可以提供以下多方面的提高或改善：扩展医疗服务未覆盖区域或乡村社区区域的服务范围，对慢性疾病提供了更有效的控制，改善对老年病人、行动不便的病人或残疾病人的治疗，有利于控制医疗护理的相关成本，改善社区及社会人口的整体健康水平，减缓缺乏专业人才造成的影响（通过降低对专业医疗人才的绝对需求），降低由于不当诊断引起的病人死亡率，减少病人到医院产生的交叉感染等。

虽然远程医疗在世界范围内得到了快速的发展，但由于远程医疗体系的初期建设需要大量的资金和资源投入，而同时截至目前又缺乏较为系统严谨的经济分析理论或案例，因此远程医疗项目依然缺乏客观的科学论证，以至于阻碍了其被更广泛的接受。现有较为常用的经济性分析方法，这些方法对于远程医疗也同样适用，其分别是：成本分析（cost analysis）、成本效益分析（cost-effectiveness analysis）和成本收益分析（cost benefit analysis）。成本分析通常就是在现有条件下，将实施远程医疗项目的成本要素进行归纳总结，将总成本与未实施远程医疗或者部分实施远程医疗这两种方案的机会成本进行对比，从而确定实施哪一种方案才能从长期而言是成本最小化的。成本效益分析方法，则是考量远程医疗项目的成本与各种可能的效益，通过分析远程医疗所增加的效益来核证远程医疗的价值。而成本收益分析则是进一步将远程医疗所增加的多种效益，合理量化并转化为货币化价值，从而核证远程医疗项目的价值。

1. 远程医疗系统中的角色分析

为了更清晰客观地确定远程医疗的成本效益，我们不能仅仅单一地从病人或医院的角度来进行分析，而是需要对远程医疗系统下所涉及的各种主要利益相关方进行综合性的分析。因此，根据远程医疗体系中的利益相关关系，有必要构建远程医疗系统下的角色关联网络，用以帮助确定远程医疗成本效益的研究方案和分析路线。基于我们对实际现场的观察分析以及对医疗专家的面谈咨询，以远程咨询或远程会诊（目前在我国已开展的远程医疗业务中最为普遍的业务）为例，在一个完整的远程医疗体系中，最核心的角色网络包含了病人、远程医疗网络中的远端医院及病人主治医生，以及远程医疗网络中的中心医院及所属医生（图 5—3）。而和这个核心角色网络相关联的其他外围利益相关方，则包括了政府监管部门、硬件设备供应商、软件开发商、医疗保险提供方以及病人的雇主。

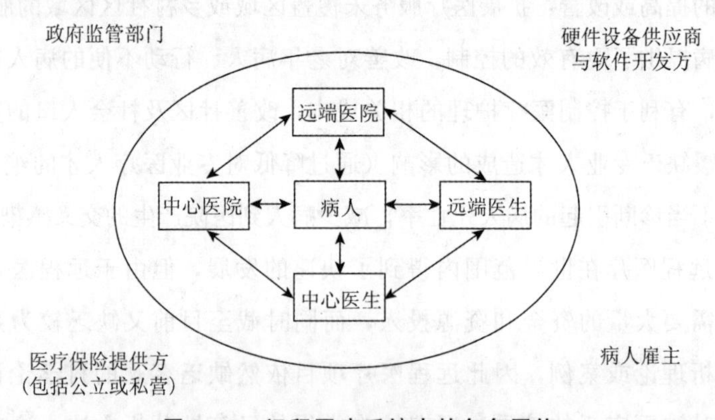

图 5—3　远程医疗系统中的角色网络

为了避免产生理解的歧义，我们在表 5－6 中给出了远程医疗系统中各网络角色的明确定义。在远程医疗的核心网络中，病人是被服务的最终目标，也是整个成本效益分析的价值核心。中心医院和远端医院为病人提供化验检查、住院病房等设施或服务，中心医生和远端医生则为病人提供诊断治疗的服务。当病人考虑物理距离和个人成本的因素、在远端医院而非中心医院寻求医治和住院治疗服务时，远端医院的医生通过远程医疗网络技术（如视频会议、存储转发系统等），借助于中心医院专家医生的知识和经验，为病人进行更有效的诊断治疗。而中心医院和远端医院通过各自的远程医疗中心进行联通和物理连接，可以形成具有共同利益的医疗联合体（即医联体）模式，从而为医生和病人提供更加完善的远程医疗服务。在远程医疗的外围网络中，政府监管部门依据相关的法律法规对核心网络中的远程医疗服务进行监督管理，避免出现远程医疗的违法操作，保障网络各方的合法利益。医疗保险提供方依据法律法规和保险条例，为核心网络中的病人和医生提供相应的赔付。硬件设备提供商和软件开发方为中心医院和远端医院提供设备的供应及远程医疗系统的开发，并负责设备与系统的日常维护和故障维修，从而保证软硬件系统的正常运行。病人雇主为病人缴纳医疗保险金，同时受益于病人通过远程医疗的快速康复所得到的更多工作力资源。

表 5－6　远程医疗系统中的网络角色

角色名称	角色定义内容
病人	需要到中心医院或远端医院寻求诊断医治、健康检查或住院治疗的病患
中心医院	拥有优势资源和专家医生的高等级医院或医疗机构，通过远程医疗物理网络和远端医院相连接
中心（医院）医生	在中心医院任职工作的专家医生
远端医院	面向社区服务的基层医院或卫生院所，通过远程医疗物理网络和中心医院相连接
远端（医院）医生	在远端医院任职工作的一般医生
其他利益相关方	包括了政府监管部门、硬件设备供应商、软件开发商、医疗保险提供方，以及病人的雇主等和远程医疗核心网络具有利益关联的社会角色

2. 远程医疗核心网络的成本效益分析

由于远程医疗的建设和使用所产生的成本及所获得的效益涉及了如图 5－3 所示的远程医疗角色网络的各个环节，因此对于远程医疗的成本效益分析也就不能仅仅局限于网络中的某个单一角色。例如，若单纯考虑中心医院单个角色的成本效益，则由于远程医疗的初期软硬件建设通常需要由医院自身负责，虽然有可能获得政府或其他公共基金的部分补偿，但由于建设所需的投入巨大，所以从经济角度考虑的话，中心医院通过远程医疗所获得的效益增加一般无法超过甚至无法抵消远程医疗的投入成本。根据世界卫生组织的调查，这也是为什么很多医疗机构虽然对于远程医疗具有很大兴趣但却一致未采取具体实施的原因。然而，由于中国医疗体系中的诊治服务提供方绝大部分属于公立医院和非营利医疗机构，需要考虑其公益性和社会价值，因此在对远程医疗体系进行成本效益分析时，同样需要充分考虑到远程医疗所涉及的所有社会网络角色的成本效益要素，尤其是代表远程医疗网络核心价值的病人角色通过远程医疗体系所能获得的效益增加。基于这种考虑，需要对处于远程医疗核心网络的所有角色都进行全面的成本效益的识别和分析，才能够客观辩证地核证远程医疗的有效性。

根据实地观察和专家面谈，并经过进一步合理的分析总结，在表 5－7 中分别针对远程医疗核心角色网络中的病人、中心医院、中心医院医生、远端医院和远端医院医生，列出了相关各种角色在远程医疗诊治体系中所需的相关成本和可能获得的效益。从分析可以看出，远程医疗体系对于病人，尤其是对于在传统医疗体系下只能承担基层医院医疗成本的偏远地区病人，具有非常重大的效益。特别地，除了减少的交通成本和误工损失，病人更是能够通过远程医疗系统获得中心医院的专家医生的诊断服务，随之提高的诊断正确率、治疗效果和减少的复发率，对于病人的意义非常之大。远程医疗相对于病人来说，仅仅增加了短暂的熟悉和接受新型治疗方式的时间与较少的远程诊断费用。对于中心医院角色而言，情况则正好相反。远程医疗初期建设和后期维护管理的成本绝大部分由中心医院承担，但其获得的效益却相对较小，而且部分效益（如减少的普通门诊量和住院病人）从短期而言对于中心医院基于业务量的利润更是一种损失而非收益。但从长期而言，远程医疗体系能够为高等级医院和基层医院的就诊分级体制提供极大的促进和帮助，从而逐渐形成“小病小治，大病大治”的就诊秩序。在中心医院层面，远程医疗所带来的就诊新秩序则逐渐帮助中心医院的诊治业务集中到重大疾病和疑难杂症上，从而在长期角度上为中心医院的利润、专业水平以及品牌效应提供非常有效的提升改善。

表 5—7　远程医疗服务网络的成本效益分析

角色名称	角色的相关成本	角色的可能效益
病人	◇增加的新型远程医疗服务的引导时间 ◇增加的实际支付的远程诊断费（医保赔付范围外）	◇减少的交通成本和行程时间 ◇减少的误工时间和收入损失 ◇增加的诊断准确率和治疗效果 ◇减少的诊疗等待时间、住院时间、转诊时间等 ◇减少的复发率、住院次数等
中心医院	项目初期固定成本： ◇设备投入及折旧 ◇资本金 ◇办公空间与相关设施 ◇项目推广费用 ◇培训成本 可变成本： ◇设备设施的维护维修费用 ◇增加的远程医疗中心职员的工资成本 ◇网络通信连接成本 ◇增加的日常管理成本	◇减少的门诊量（尤其是普通病患者的门诊数量） ◇减少的平均住院病人 ◇减少的平均普通检查 ◇加强的医院间合作关系（通过基于远程医疗体系的医联体模式）
中心医院医生	◇熟悉远程医疗系统下新型诊疗模式的时间 ◇增加的工作负荷量	◇提高的工作效率（通过减少专家医生在诊断普通病患上所花费的时间） ◇额外的远程诊疗费收入
远端医院	项目初期固定成本： ◇设备投入及折旧 ◇办公空间与相关设施 可变成本： ◇设备设施的维护维修费用 ◇增加的远程医疗办公室职员的工资成本 ◇增加的日常管理成本	◇提升的医院医疗服务质量和病人满意度 ◇更多的门诊或住院病人（通过从中心医院获得的品牌效应） ◇减少的病人平均住院时间 ◇加强的医院间合作关系（通过基于远程医疗体系的医联体模式）
远端医院医生	◇熟悉远程医疗系统下新型诊疗模式的时间 ◇对个人权威性的影响	◇提高病患的诊治效率和准确率 ◇更快的医疗诊治知识学习（通过更频繁的远程会诊和在线培训） ◇更好的个人职业发展

远程医疗对于远端医院和其医生而言，付出的成本和获得的效益则较为平衡。远端医院需要负责的远程医疗网络建设成本较低，基本上只是建设分支远程医疗中心办公室的费用以及相关管理成本和工资成本。而且在现实的

远程医疗初期建设实施中，中心医院为了推广远程医疗系统的覆盖范围，通常会为远端医院提供资金和人力的支援，进一步降低了远端医院的成本。

5.2.3 远程医疗的成本节约

1. 医疗行业现状概述

我国的医疗卫生资源尤其是优质资源分布与分配不平衡，“看病难、看病贵”问题在我国仍然是一个非常普遍的现象。大量的病患集中在数量较少的主要以三级医院为主的中心大型医院，造成排队堵塞、成本增加、床位匮乏、医患矛盾增加，而中小型医院和基层医院诊治人次数却相对过低。通过分析历年中国卫生统计年鉴可知，三级、二级医院基本都聚集在大中城市，因此大中城市的人均医疗资源拥有量，很明显比小城市及乡镇人均医疗资源拥有量高得多，医疗需求与供给在地理位置上的结构非常不平衡。图 5－4 显示了 2005～2012 年各级医院的病床使用率对比情况及发展趋势。可以看出，在 2005 年至 2012 年之间各级医院的病床使用率上，三级医院始终远高于二级医院和一级医院。而且，各级医院的住院医疗费用也有很大的差异，三级医院远高于二级医院和一级医院。

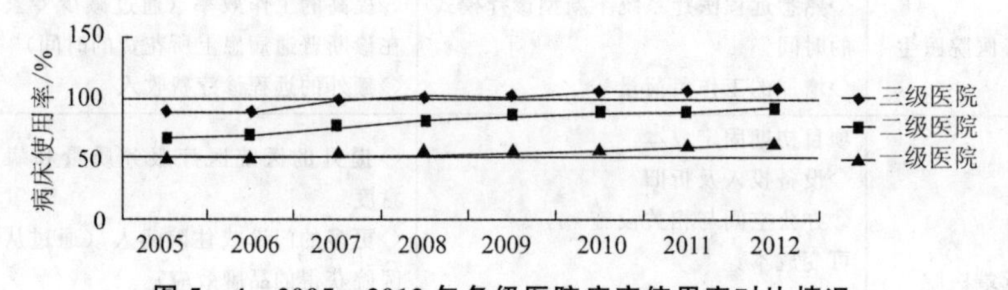

图 5－4　2005～2012 年各级医院病床使用率对比情况

（根据中国卫生统计年鉴的对应年份数据整理）

由图 5－5 可知，公立医院住院病人次均医药费用因医院等级而差距很大，在三级医院住院病人的费用大约是一级医院的 3.4 倍，是二级医院的 2.4 倍，对于在三级医院就诊的病人来说，这是一项沉重的负担。而中国大多数人居住在小城市和乡村，若是能在二级、一级医院通过远程医疗得到三级医院专家的诊治，而不是直接转诊至三级医院，这不仅仅节约了大量的资金，还可免去病人来回奔波的辛苦，节约了在大中城市就诊的各项费用，也大大地缩短就诊时间。

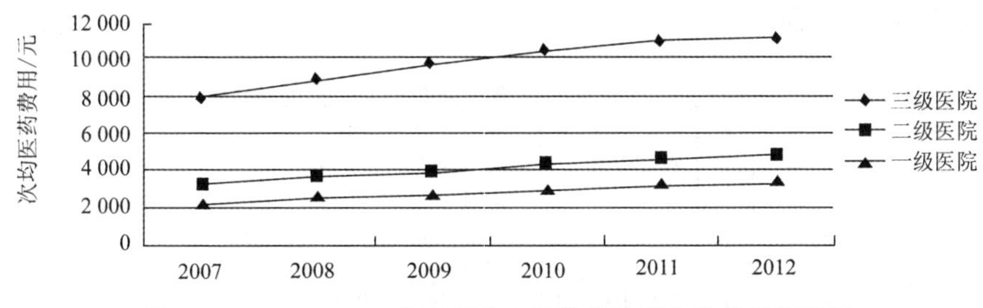

图 5－5 2007～2012 年各级公立医院住院病人次均医药费用

（根据中国卫生统计年鉴的对应年份数据整理）

然而，远程医疗的初期建设所需的投入巨大，从经济角度考虑，大型中心医院通过远程医疗所获得的效益增加一般无法超过甚至无法抵消远程医疗的投入成本。然而，由于我国医疗体系中的诊治服务提供方绝大部分属于公立医院和非营利医疗机构，需要考虑其公益性和社会价值。而现有的关于远程医疗成本效益分析的文献大多为提出相关成本效益的框架模型，缺乏实际的数据模型及案例计算。因此，本书基于实际获取的案例数据，在尝试性的数据模型基础上，对远程医疗和传统医疗模式下各自的诊治成本做出了经济性分析，从而希望为强化远程医疗的实施动力提供客观依据。

2. 远程医疗相对于传统医疗的经济性分析

战略管理大师 Porter 认为，全球的医疗成本危机虽然来自于医院管理和医疗流程中的无效率，而更核心的原因则在于现有医疗体系对价值判断的误导。现有医疗体系的运营和评价，都是以医生的成果为中心的，但是作为服务于社会和公民的机构，对医疗体系的评判更应该基于服务接受者即病人从中获得的价值，而且这种价值方向的改革实际上更是一种双赢的结果。因此，本书从病人的角度对远程医疗和传统医疗的进行经济性分析。现有较为常用的经济性分析方法包括 3 种，这些方法对于远程医疗也同样适用，其分别是：成本分析、成本效益分析和成本收益分析。然而，除了医疗成本，其余效益均不好评估、数据也难以获得。而收益的货币转化数据有一定的不确定性，因此本书尝试采取成本分析的方法定量地对远程医疗和传统医疗进行分析。

3. 医疗卫生服务的成本模型

（1）远程医疗就诊决策图。根据病情严重程度，以及病情的复杂程度，决定是否转院治疗，还是可采用四象限分析法（即波士顿矩阵模型）进行判断，如图 5－6 所示。

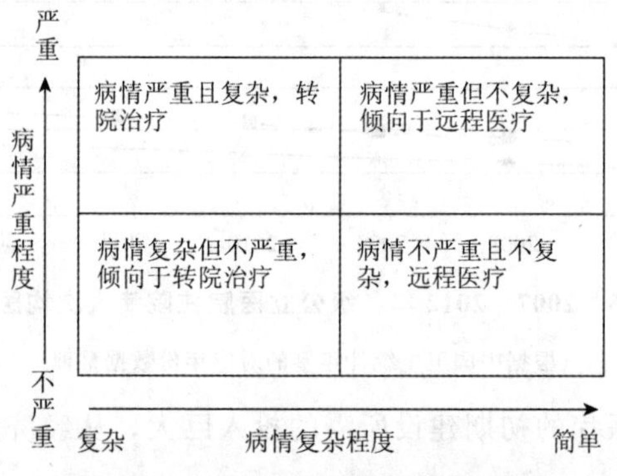

图 5－6　转院治疗或远程医疗的判断

如果病情严重且复杂，远程治疗因为所需资料不足，因而需要采用转院治疗；如果病情严重但不复杂，则倾向于远程医疗；如果病情复杂但不严重，倾向于转院治疗；如果病情不严重且不复杂，则采取远程医疗。

(2) 医疗成本框架模型。

医疗费用一般包括门诊费、住院费及其他费用，具体细化有挂号费、检查费、医药费、治疗费、床位费和其他费用，其他费用包括路费、陪护费、餐费。

传统医疗转诊治疗成本模型：

医疗总费用＝检查治疗费＋药费＋床位费＋路费＋陪护费＋餐费

远程医疗成本框架模型较传统医疗转诊治疗成本框架模型多了一项远程医疗会诊费，少了一项路费。所以远程医疗治疗总费用如下：

医疗总费用＝检查治疗费＋药费＋床位费＋陪护费＋餐费＋远程医疗会诊费

5.3　本章小结

远程医疗系统的构建和运行具有显著的经济价值和社会价值，将对我国医疗卫生体制改革和群众服务质量产生积极有效的作用。本章对远程医疗服务的价值网络和成本价值进行了分析，运用成本—效益理论分析了远程医学系统的实际运行价值，建立了基于角色分析的远程医疗价值分析框架，分析了远程医疗核心网络的成本效益。

第6章　医院医疗服务流程评价体系研究

任何管理流程都必须经过绩效评价，才能逐步得以完善，医院医疗服务流程也不例外。面对远程医疗服务体系中的医院医疗服务流程，研究建立一个包含医院内部流程和外部流程的评价指标体系，有助于及时、准确地发现远程医疗服务体系运营过程中存在的不足，提高远程医疗服务质量和服务能力。

6.1　评价体系相关理论与方法分析

绩效评价指标体系的价值和作用，在于激励正确的行为，面向未来展示医疗服务流程的预期价值。绩效评价指标体系的建立，不仅需要一系列理论指导，而且需要持续的实践检验，只有这样建立的绩效评价指标体系才能成为引导医院医疗服务流程持续优化的动力。

6.1.1　医院绩效评价相关理论与方法

医院绩效评价是综合运用管理学、财务学、数理统计等方法，对医院在一定时期内的经营状况、运营效益、经营者业绩等进行定量与定性的考核、分析，以做出客观、公正的综合评价的一类方法（王明洁，2013）。

1. 医院绩效评价相关理论

医院绩效更多地体现在患者接受医疗服务过程中的价值实现和价值增值，医护人员在提供医疗服务过程中凭借着掌握的医学知识帮助患者消除了病患、维持了健康。医院绩效评价致力于激励正确的行为，依托由价值生成、价值评估和价值分配构成的价值链（图6－1），激励参与医疗服务的部门或者个人实现价值实现和价值增值。价值链中的每一个环节都至关重要，其中，价值生成是价值之源，是部门或者个人创造价值的具体体现；价值评估是对具体价值的一种量化分析，是部门或者个人贡献度的具体衡量；价值分配是对部门或者个人具体行为的一种合理激励，形成部门或者个人努力程度的具体收益。

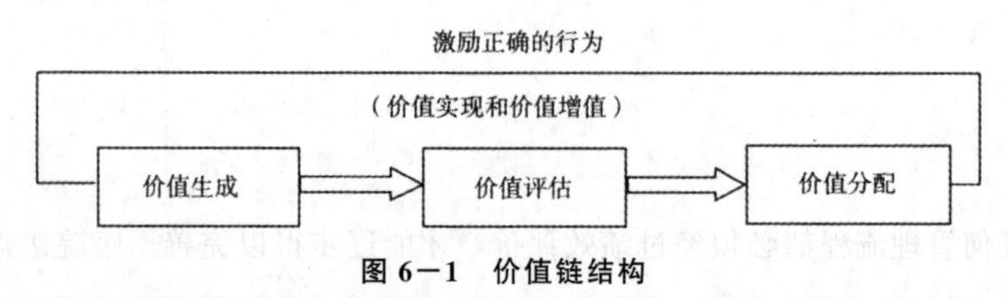

图 6—1　价值链结构

医院绩效评价不同于以经济指标为核心的企业绩效评价，最终指向患者利益，以患者为中心的理念贯穿于医疗服务活动和医院经营管理的各个环节，体现在质量、安全、服务、管理等方面。由于大多数公立医院的发展依赖于自身的创收，所以也关注经济指标。公立医院的性质和医疗服务的公益性决定了政府的主导作用，因而医院绩效评价要体现政府、患者、医院三方的利益（王明洁，2013）。

2. 医院绩效评价常用方法

医院绩效评价常用的方法，主要有关键绩效指标（key performance indicator，KPI）、目标管理（management by objective，MBO）、平衡计分卡（balanced score card，BSC）等方法。

KPI 是衡量流程绩效的一种目标式量化管理指标，通过对组织内部流程的输入端、输出端的关键参数进行设置、取样、计算、分析（张英和董春艳，2003），以及对组织运作过程中关键成功要素的提炼和归纳，能够将组织战略目标分解为可操作的工作目标。KPI 法在医院绩效管理中的应用，有助于提高医院管理效能。

MBO 法在 1954 年由管理学家彼得·德鲁克（Peter Drucker）提出来，基于目标管理的绩效评价指标，以目标管理理论为基础，将组织的战略规划逐级分解成各项指标，并以分解后的指标作为考核依据，在员工的积极参与下，保持个体目标与组织目标的一致性（王明洁，2013）。

BSC 法是 1992 年由哈佛大学罗伯·卡普兰（Robert Kaplan）和大卫·诺顿（David Norton）提出来的，从财务、客户、内部运营、学习与成长四个维度，将组织战略落实为可操作的衡量指标和目标值的一种绩效评价体系（王明洁，2013）。BSC 法在财务指标基础上增加了未来驱动因素，即客户因素、内部运营管理过程因素和员工的学习与成长因素。

医院绩效评价相关理论方法众多，用于解决不同情景、不同目标驱动下的绩效评价问题。通过建立一个科学的医院绩效评价体系，形成合理的“贡献—收益”链，从而激发出医院部门或者个人正确的行为、产生更大的管理效能。

6.1.2 医院医疗服务流程评价体系概念设计

应用医院绩效评价相关理论方法，首先要进行医院医疗服务流程评价体系概念设计，从而更加清晰透彻地理解和认识医院医疗服务流程、医院医疗服务流程评价体系，更准确地把握医院医疗服务流程所蕴含的管理思想、预期的管理效能，为医院设置的智能医疗中心运营管理提供依据。

1. 医院医疗服务流程绩效评价目标体系

任何管理流程都是在一定的目标驱动下运营的，流程绩效评价目标应与流程运营目标保持一致。医院医疗服务流程绩效评价体系设计，必须考虑评价目标体系的影响，必须有助于医院医疗服务流程的价值实现和价值增值。一方面，评价目标体系必须具有引导性，引导医院医疗服务流程的环节产生正确的行为，实现医疗服务资源的价值；另一方面，评价目标体系必须具有效性，能够激发行为人自觉地将个体目标融入医院医疗服务流程的价值目标，产生积极的正能量。

在医院医疗服务流程绩效评价目标体系中，蕴含着多种目标，仅从医院视角进行分析就涉及经济的、社会的和环境的评价目标，如运营成本、资源均等化程度、环境影响等。可见，医院医疗服务流程绩效评价目标体系所依赖的医院医疗服务体系是一个多目标驱动的服务体系，必然会成为一个包含多项任务的服务体系，需要多种相应的评价指标才能描述清楚，才能评判目标实现的可能性和契合程度。

2. 医院医疗服务流程绩效评价的 KPI 方法

在绩效评价体系中，首先，需要确定部门或者个人的业务衡量指标，作为每个部门或者员工考核的要素和依据。其次，在此基础上确认 KPI 体系，通过理论推演、仿真模拟和实践检验，判断每一项绩效指标是否符合实际、是否有助于产生预期的正确行为。最后，针对每一项绩效指标设定评价标准，可以参照标杆（benchmark）设计目标值和挑战值两个标准值，通常挑战值高于目标值，需要付出更大的努力才有可能实现。

绩效评价指标突出了从哪些方面衡量或评价流程，用于解决管理者“评价什么”、被评价者“做什么”的问题；标准强调在各个指标上分别应该达到什么样的水平，用于解决管理者“期待什么结果”、被评价者“努力到什么程度”的问题。通过建立 KPI 体系，将绩效管理与部门和个人的业绩相结合，有助于引导部门和个人的行为趋向，推动医院整体战略和总体目标的实现。

医院医疗服务流程绩效评价 KPI 方法的应用，首先需要确定医院的整体战略和总体目标，调整组织结构、优化业务流程（王晓京，2006）。通过指标分解，将医院的整体战略和总体目标转变成部门目标或者医护人员的个人目标。在部门或者个人目标确立之后，再确定相应的评价标准，通过对照评价标准进行指标考核，就可以清晰地反映医院部门和医护人员的绩效（张英和董春艳，2003），从而对医院部门和医护人员的贡献度大小做出正确的评判。

6.1.3 医院医疗服务流程绩效评价指标设计

在医院医疗服务流程绩效评价目标的驱动下，需要遵循评价指标设置原则，围绕价值实现和价值增值设计具体的评价指标。

1. 医院医疗服务流程绩效评价指标设置原则

由于医院医疗服务流程关乎生命健康的特殊性，应该在科学性、全面性、独立性、相对性、绝对性和系统性等一般系统流程绩效评价指标设置原则的基础上，重点考虑如下四项设置原则。

（1）目标可达性。医院医疗服务流程用于传递价值、实现价值，满足患者等服务对象基本的医疗服务需求，因此，评价指标必须在保持目标和指标一致的前提下，能够应用评价指标考核流程绩效目标实现的可能性。

（2）资源可得性。医院医疗服务依赖于医疗服务资源，每一个流程中都蕴含着资源需求，资源成为医疗服务流程正常运营的基本保障。因此，在评价指标中必须考虑流程所依赖资源的可得性。

（3）信息可追溯性。医院医疗服务流程的特殊性决定了它必须担负起保障“患者安全风险最小化”的任务，每一个环节的信息流、服务流都必须是可追踪、可溯源的。因此，在评价指标中必须考虑保障流程安全性的信息可追溯性。

（4）成本可控性。无论是面向医院利益还是患者利益，医院医疗服务流程都需要考虑流程运营的经济性、运营成本的可接受程度，特别是需要从患者角度考虑经济可及性。因此，在评价指标中必须考虑流程成本的大小及其可控性。

2. 医院医疗服务流程绩效评价指标

从医院医疗服务的角度考虑绩效评价，需要关注质量、安全、服务、管理等因素。在遵循医院医疗服务流程绩效评价指标设置原则的基础上，在以患者为中心的理念驱动下，医院医疗服务流程绩效评价指标可以分为流程可靠性、流程连续性、流程时效性和流程经济性四个方面。

（1）流程可靠性。面对影响患者健康的风险因素和影响患者满意度的不确定因素，流程可靠性至关重要。它关系到医疗服务流程能否提高医疗服务的专业性、可及性和连续性，提供全方位、全流程、全生命周期的医疗服务。医院医疗服务流程绩效评价指标，应突出患者安全风险最小化的思想，致力于消除流程中的每一个安全隐患，保障每一个流程都能达到预期的目标，体现目标可达性原则。医院医疗服务流程可靠性可以用患者满意度来衡量，患者在医院就诊过程中未遇到交叉感染、医疗器械和药品污染等医疗事故影响。

（2）流程连续性。医院医疗服务流程连续性是指流程之间可否达到无缝衔接，或者无缝衔接的程度。流程连续性不仅影响着医疗服务可靠性和医疗服务质量，也影响着整个医院医疗服务质量和效率。不同科室之间衔接的连续性，如临床科室与医技科室之间的流程衔接、临床科室与医院药房之间的流程衔接等的连续性，都会影响医疗服务的连续性。医院医疗服务流程连续性可以用流程之间的等待时间来衡量，也可以用诊断时间与检测时间等有效时间之和占总就诊时间的比例来衡量。

（3）流程时效性。医院医疗服务流程与生命健康的关联性，决定了医院医疗服务流程必须具有时效性，能够在有限的时间内抢救生命、治愈患者。医院医疗服务流程时效性不能完全等同于流程效率，尽管两者都是从时间视角上对医院医疗服务流程进行评价的指标。流程时效性是一个综合性指标，不仅强调流程效率，即单位时间内完成的工作，而且强调流程质量，即完成任务的有效性。流程时效性可以用医疗服务有效性来衡量，衡量时需要与同类型医院或者相关标准进行比较。

（4）流程经济性。尽管医疗服务具有商品性，但是医院医疗服务不同于生产经营企业，所以流程经济性不能用消耗成本或者收益来衡量。从患者视角考虑，流程经济性，即患者在医院行为轨迹的时间成本，尽管不同患者时间机会成本不同，但是都可以用时间成本来衡量流程经济性，通过患者医院就诊时间和患者工资率衡量时间机会成本。

可以借鉴基于活动的成本分析法（activities－based cost. ABC），构建基于活动的时间成本分析法（activities－based time cost，ABTC），以活动为单位计算时间成本和时间价值。由于患者在医院接受医疗服务的流程就是患者在医院的行为轨迹，所以基于患者行为轨迹的 ABTC 法可以用于描述流程经济性。从患者行为轨迹集合中，合理优化时间成本高、时间价值低的“低效活动”，合理消除“非增值活动”，具体如图 6－2 所示。

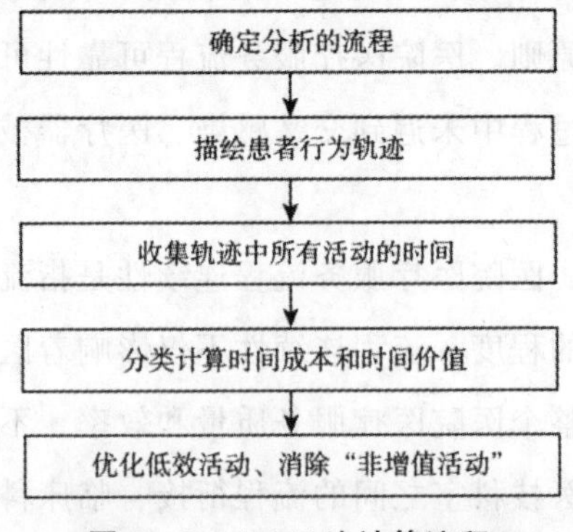

图 6－2　ABTC 法计算流程

为了更好地突出以患者为中心的理念，可以从流程可靠性、流程连续性、流程时效性和流程经济性四个方面挖掘评价医院医疗服务流程绩效的指标，引导医院医疗服务流程的持续改进和优化。

在医院医疗服务流程绩效评价指标的基础上，进一步设计医院医疗服务流程绩效评价体系，使医院医疗服务流程绩效评价体系能够反映医院医疗服务目标转化的医疗服务流程的核心思想，表现出更强的可操作性，从而可以从一个更加系统的高度对拟设置的智能医疗中心进行评价。

6.2 医院内部流程评价分析

医院内部流程评价是评价体系的重要部分，强调了远程医疗服务体系中的医院医疗服务流程给医院内部带来的影响和收益。通过医院内部流程评价，可以了解远程医疗服务绩效水平，为加强医院内部管理和质量监控提供值得借鉴的参考依据。面对拟增设的智能医疗中心，需要重点从财务绩效、诊疗数量、运作效率和经营潜力四个方面，建立既符合医院实际又具有可行性的评价指标体系，最大化医院内部运营管理成效和患者满意度，提高医院影响力和收益。

6.2.1 财务绩效

在医院内部增设智能医疗中心，流程效率首先体现在医院的财务指标上。一方面，增设智能医疗中心可以开拓医院的目标患者群，增加患者对医院的黏性，在诊疗费用、检测费用和药事服务费用方面给医院带来新的利润来源；另一方面，增设智能医疗中心需要对相关医护人员进行软件操作方面的培训，需要投入平板电脑等设备支出，由于规模扩大可能需要额外招聘医生，这也给医院带来了相应的成本支出。

医院内部流程评价，首先应该从财务绩效指标人手，具体指标见表6—1。在智能医疗中心设置之后，依据收入指标和支出指标观察分析医院内部财务绩效，有助于深入了解智能医疗中心设置对医院内部财务绩效的影响。

表 6－1 医院内部流程评价的财务绩效指标

财务类指标	指标名称	指标解释
收入指标	业务总收入	智能医疗中心业务总收入
	诊疗费用	智能医疗中心来源于诊疗费用的收入
	检测费用	智能医疗中心来源于检测费用的收入
	药事服务费用	智能医疗中心来源于药事服务的收入
	其他收入	智能医疗中心的其他收入
支出指标	业务总支出	智能医疗中心业务总支出
	增加医护人员劳务支出	智能医疗中心新招聘人员的劳务支出
	人员培训费用支出	智能医疗中心培训医护人员的费用支出
	购买设备支出	智能医疗中心设备购置支出
	其他支出	智能医疗中心的其他支出

6.2.2 诊疗数量

截至 2015 年，我国高血压患者人数约为 2.26 亿人。基于高血压患者的庞大基数，以患者为中心的远程医疗服务模式扩展了医疗服务边界，从医院延伸至社区、家庭，在增加患者黏性的同时可以服务更多患者。所以，评价医院医疗服务流程效率可以从诊疗数量方面入手，具体指标见表 6－2。

表 6－2 医院内部流程评价的诊疗数量指标

指标名称	指标解释
门诊量	智能医疗中心的门诊量
门诊量占比	智能医疗中心门诊量，(智能医疗中心的门诊量＋心血管内科门诊量)
本地门诊患者量	智能医疗中心门诊患者中本地患者的数量
本地门诊患者量占比	智能医疗中心本地门诊患者量，智能医疗中心门诊量
软件安装量	成功安装远程医疗服务软件的用户数量
软件激活量	在试用期后继续使用远程医疗服务软件的用户数量

在远程医疗服务体系中，针对高血压诊疗，智能医疗中心主要服务高血压病情危急等级为低危和中危、病情较稳定的患者；心血管内科主要服务病情危急等级为高危、病情不稳定的患者。由于存在大量潜在或者高血压低危患者，智能医疗中心的门诊量及其占比是绩效水平高低的直接体现。

由于智能医疗中心的设置，可以有效减少患者到医院诊疗的次数，增大了周边城市目标患者群的黏性，所以本地患者量及其占比也是衡量智能医疗中心是否成功的一项重要指标，成为衡量医疗服务时间可及性和空间可及性的重要指标。

如果患者对于远程医疗服务软件不够满意，可以选择取消激活软件，所以软件安装量只能衡量目标患者群对远程医疗服务软件感兴趣的程度，以及衡量远程医疗服务软件的推广是否成功，而软件的最终激活量则可以衡量患者对于软件使用的满意度。

6.2.3 运作效率

在医院内部效率评价中，因为涉及主体具有不同的关注点，所以分别从医生、护士和患者角度选取衡量指标。医生和护士主要关注工作量和收入，医生的收入和工作量主要与诊治的患者人数和质量挂钩，护士的收入由具体工作量决定，患者的满意度主要由治疗效果、候诊时间、就诊时间和就诊费用决定。因此，根据各主体的关注点以及智能医疗中心运作质量控制的关键节点，可以确定医院内部流程评价的运作效率指标如表 6—3 所示。

表 6—3 医院内部流程评价的运作效率指标

主体	指标名称	指标解释
医生	平均服务患者人数	智能医疗中心医生单位时间内服务患者人数
	诊断符合率	日常监控（远程监控）中医生诊断的符合程度；由复诊结果以及患者反馈可得
护士	平均服务患者人数	智能医疗中心护士单位时间内服务患者人数
	有效通知率	日常监控（远程监控）中护士通知患者复诊的有效率
患者	平均就诊时间	智能医疗中心医生连续诊疗时间，服务患者人数
	平均全程等待时间	智能医疗中心患者平均挂号排队时间＋平均候诊排队时间＋平均检测排队时间十平均取药排队时间
	平均就诊费用	智能医疗中心患者诊疗费用/门诊量
	平均复诊次数	智能医疗中心患者平均复诊次数
	平均满意度	智能医疗中心患者在软件中给出的评分
	单位时间平均复诊次数	智能医疗中心患者单位时间内平均复诊次数

智能医疗中心的增设使医生需要在日常监控和远程医疗服务中对患者病情进行判断，只有诊断符合情况良好，智能医疗中心才能正常运作，所以医生的诊断符合率是一项重要的衡量指标。

在日常监控（远程监控）中，护士负责通知需要复诊的患者前来复诊，收到通知后来复诊患者的比例是衡量复诊效率的重要指标。智能医疗中心的增设使患者减少了去往医院的次数，所以无效复诊次数也是衡量运作效率的一项重要指标。

6.2.4 经营潜力

远程医疗服务软件主要针对高血压病情较为低危、稳定的患者，且当前高血压患者呈现年轻化的趋势，年轻患者更加适合日常监控（远程监控），所以基于患者群病情以及年龄特征预测经营潜力对于医院具有重大意义。同时，对患者就诊费用进行调查，有助于衡量医院运作智能医疗中心的利润空间。因此，可以确定医院内部流程评价的经营潜力指标如表6—4所示。

表6—4 医院内部流程评价的经营潜力指标

指标名称	指标解释
患者病情构成占比	根据患者病情危急等级（低危、中危、高危），可以确定智能医疗中心在不同病情危急等级下的目标客户规模
患者年龄构成	根据患者年龄构成，可以确定智能医疗中心不同年龄层下的目标客户规模
患者费用区间构成	根据患者费用区间构成，可以确定智能医疗中心不同费用区间的客户规模

患者病情构成占比描述了不同危急等级（低危、中危、高危）潜在的患者群数量，有助于描述远程医疗服务模式的目标客户规模。

患者年龄构成用于描述患者不同年龄层次的分布情况，有助于分析高血压患者呈现年轻化的趋势，更加准确地刻画远程医疗服务模式的经营潜力。

患者费用区间构成描述了患者接受医疗服务的消费能力，有助于结合患者年龄构成进一步细化远程医疗服务模式的经营潜力，描述患者享受医疗服务的经济可及性。

6.3 医院外部流程评价分析

由于慢性病人群病情较为稳定的特点，患者一般都在医院外部接受医院的日常监控、远程问诊、医药配送服务，医院外部流程是远程医疗服务流程中不可或缺的一部分。为了能够更加清晰地描述与远程医疗服务相关的医院外部流程，从医院外部流程评价的视角，重点分析双向转诊成效和医药配送效益，以提高双向转诊和医药配送服务过程中的患者满意度。

6.3.1 双向转诊成效

双向转诊需要上级医院和下级医院之间的协调，在转诊过程中主要涉及医生（上级医院医生和下级医院医生）、护士（上级医院护士和下级医院护士）和患者三个主体。因此，可以从医生、护士和患者三个主体分析双向转诊过程中涉及的主要评价指标（表 6—5）。

表 6—5 双向转诊流程成效评价指标

主体	指标名称	指标解释
医生	下级医院医生随访率	下级医院医生随访的患者人数/所有应该随访的患者人数
	下级医院医生门诊增加量	一定时间段内接受上级医院转诊的患者数量
	转诊效率	从确认转诊到患者转诊成功的时间间隔
	参与转诊的专科医生数	患者从上级医院向下级医院转诊时，参与转诊的专科医生的人数
护士	参与转诊的护士人数	患者从上级医院向下级医院转诊时，参与转诊的护士人数
患者	下转诊患者人数	上级医院转诊到下级医院的患者数之和
	上转诊患者人数	下级医院转诊到上级医院的患者数之和
	患者对转诊的满意度	包括转诊的及时性，转诊后的医生、护士对转诊患者的态度，转诊后的治疗效果，等等，由患者进行评价

在双向转诊过程中，医生和护士（特别是下级医院的医生和护士）扮演着重要角色。参与患者转诊工作的医护人员数量可以作为反映转诊效果的重要指标，转诊工作包括参与接诊上级医院下转诊的患者、对康复期适合下转诊的患者给予下转诊的建议等。对于慢性病，由上级医院向下级医院转诊的患者数要远远大于由下级医院向上级医院转诊的患者数，转诊将会大大增加下级医院医生的工作量。因此，下级医院医生工作增加量可以作为绩效考核和奖励的指标，使用这一指标衡量流程绩效可以提高下级医院医生的工作积极性，提高诊疗服务质量。

尽管目前医院之间的转诊主要是下级医院向上级医院的上转诊，鲜有患者从上级医院向下级医院的下转诊情况发生，但是面向远程医疗服务模式的应用仍然需要从双向视角设计评价指标。在远程医疗服务体系中，双向转诊成效评价的主要指标应该是上级医院和下级医院双向转诊的患者人数，以及患者对转诊的满意度和转诊效率。转诊效率是反映上级医院和下级医院双向转诊协调度的重要指标，转诊效率越高则表明转诊的协调度越好。

6.3.2 医药配送效益

在远程医疗服务体系中，包括医院医药配送服务模式和药店医药配送服务模式两种模式。医药配送效益评价，重点突出远程医疗医院外部运作给医院、药店和患者带来的影响，可以分别从医院医药配送流程评价和药店医药配送流程评价进行分析。

1. 医院医药配送流程评价

在医药分开政策实施前，由医院药库或第三方物流服务提供商配送，或者患者到医院药房自行领取药品。在医院医药配送流程评价中，主要涉及医院药库或者第三方物流服务提供商和患者两类主体，可以从不同的主体出发，选取相应的衡量指标评价流程的运作效益。根据各主体的关注点及医院医药配送流程的关键节点，可以确定医院医药配送流程评价指标，如表6－6所示。

表6－6 医院医药配送流程评价指标

主体	指标名称	指标解释
医院或第三方物流服务提供商	医药配送量	通过医院配送途径配送的医药销售量
	医药配送成功率	衡量医院配送医药的准确程度（时间、地点及药品的准确性），成功率为一次配送成功次数与总配送次数之比
	医药配送成本	医院配送医药的物流成本，包括固定成本（车辆）以及变动成本（汽油费以及人工费用）
	平均患者满意度	患者评价总分/配送次数
患者	医药配送及时性	患者从付款（或者确定付款方式）到医药配送至家中所需时间
	医药配送费用	患者需额外支付的医药配送费用

在医院医药配送过程中，无论是医院药库还是第三方物流服务提供商，主要关注医药配送量、医药配送成功率和医药配送成本。因为提高医药配送量和成功率既能提高医院医药收入，也能提高医院运作效率及患者满意度，所以通过患者每次对医院医药配送服务的评价服务打分，也能使医院及时了解患者对医院医药配送服务的满意程度。从患者的角度出发，患者主要关注医药配送及时性和医药配送费用。

2. 药店医药配送流程评价

在医药分开背景下，医药配送将会由医院外的药店完成，或者由患者自行到药店领取药物，药店医药配送流程主要涉及药店和患者两个主体。综合流程控制点和药店、患者等主体关注点，确定药店医药配送流程评价指标，如表 6－7 所示。

表 6－7　药店医药配送流程评价指标

主体	指标名称	指标解释
药店	医药销售收入	药店销售药品收入
	医药配送成本	药店配送医药的物流成本
	医药配送成功率	衡量药店配送医药的准确程度（时间、地点及药品的准确性），成功率为一次配送成功次数与总配送次数之比
患者	平均患者服务满意度	患者评价总分，配送次数
	在线支付便捷性	患者购药在线支付的方便程度，由患者衡量
	医药配送及时性	患者从在线付款（或者确定付款方式）到医药配送至家中所需时间
	医药配送费用	患者需支付的医药配送费用

在药店医药配送流程中，药店主要关注医药销售收入、医药配送成本和医药配送成功率。医药配送时间的缩短、配送成本的控制及一次配送成功率的提高，意味着配送效率的提高以及配送效益的增加。根据药店和患者等主体需求重点把握这些关键控制点，药店医药配送流程整体效益将会得到很大提高。

在整个药店医药配送流程中，患者主要关注在线支付便捷性、医药配送及时性和医药配送费用，因此，可以从这几项指标进行评价，并结合患者对每次配送服务的评价打分进行评价。

在远程医疗服务体系中，智能医疗中心的设置，改变了传统的医院组织结构，不仅需要从财务绩效、诊疗数量、运作效率和经营潜力四个方面设计医院内部流程评价指标，而且需要从双向转诊成效和医药配送效益两个方面设计医院外部流程评价指标，一方面是为智能医疗中心设置设计优化的医院内部医疗服务流程；另一方面是为远程医疗服务设计优化的医院外部医疗服务流程。

6.4 本章小结

远程医疗服务体系中的医院医疗服务流程评价指标体系，应该像一根指挥棒一样引导正确的行为，引导医院医疗服务体系价值生成、价值评估和价值分配的科学化，激励参与远程医疗服务的部门或者个人实现价值实现和价值增值，持续提高医院组织结构设计能力，持续优化医院医疗服务流程，持续提升远程医疗服务水平，提高远程医疗服务模式推广应用的可能性。可以认为：完善的绩效评价体系是不断完善远程医疗服务体系的重要动力。

第7章　基于平台化的远程医疗系统架构研究

7.1　基于平台化的远程医疗系统构建研究

7.1.1　构建基于平台化的远程医疗系统的原因

从B/S和三层结构的软件系统模型之始，就奠定了平台的地位和基本内涵。最初的平台大多指基础软件，而后来的这场“平台化”热潮，则是由应用软件充当主角。

从2002年开始，众多巨头先后跨入软件平台市场已然证明了平台应用的趋势。有专家指出：“平台化对中国软件产业非常重要与紧迫。由于软件业的基本矛盾和新平台的诞生，中国的软件产业正在发生变革——未来的竞争就是平台的竞争。”

由于平台的失败意味着整体产品的失败，因此“平台化”热潮是机会也是挑战。

百度创始人李彦宏在2013年底的内部高管会议上给百度制定了“平台化”和“接口化”的未来方向。他说检验平台成功与否的关键是生态的建设。他本人也坦承，PC时代的百度只忙于优化技术，忽略了生态的建设。但在移动互联网时代，只有将百度的技术、服务都做成平台化、接口化，让上下游都可以平等快捷地介入，才能在未来的竞争中占据创新的先机。

构建基于平台化的远程医疗系统的原因主要表现为以下几个方面。

1. 信息化认识问题

目前，国内远程医疗领域甚至整个医疗行业对信息化普遍不重视，信息化是当今世界发展的大趋势，也是我国产业结构优化升级、实现工业化和现代化、增强国际竞争力与综合国力的关键环节。为此，要从以下 3 个方面提高对远程医疗信息化的认识。

（1）提高认识高度。

信息化是现代化的标志和关键，而不是现代化的内容；无论是对国家、企业或个人，信息化已成为现代全球竞争的制高点。信息化是发展中国家努力缩小同发达国家差距的极好机遇，必须防止信息穷国与信息富国相对立局面的出现，否则在今后的发展中将处于更不利的地位，甚至因“数字鸿沟”而被边缘化。

（2）扩展认识广度。

重点把握好以下几个环节：一是信息技术在各部门、各领域的推广应用过程；二是信息资源的开发利用过程；三是信息产业发展壮大的过程；四是信息活动规模扩大和作用强化的过程；五是信息化人才培养和劳动者信息素质提高的过程。信息化是这几个方面相互作用、有机结合和有序发展的过程，因此信息化是一个系统工程。信息化不仅要经营和建设信息基础设施，而且要从管理和业务两个方面促使企业、事业单位、政府和公共管理部门通过应用信息技术和信息资源来提高生产和工作效率，降低成本和开支，增进经济和社会效益，同时使社会成员普遍享受有益的信息服务。

（3）加深认识深度。

信息化不仅是一个技术问题，而且是一个经济和社会问题。技术问题的解决必然与经济社会问题相联系、相结合。因此，在一定意义上讲，信息化就是信息资源与信息技术，是同社会经济发展需求相互联系、相互结合的过程，这种联系和结合越紧密，信息化水平就越高。

归根结底，信息化是一个长期、艰巨、复杂、系统的社会工程，需要全社会的共同努力与参与，对于区域卫生信息化建设，卫生行政主管部门更应该加以重视。

2. 平台建设问题

远程医疗建设滞后，除了客观原因，其根本原因还在于建设理念与模式上的偏差。以 IT 技术和专业领域需求为驱动的建设理念，在一定程度上促进了信息化发展，但同时也成为其前进方向上的障碍。目前，我国远程医疗主要存在以下一些问题。

(1) 系统分割、相互独立。各个卫生机构相对独立开展业务、相互封闭，信息分散，连续性和协调性差，信息不能共享和交换，如图 7—1 所示。

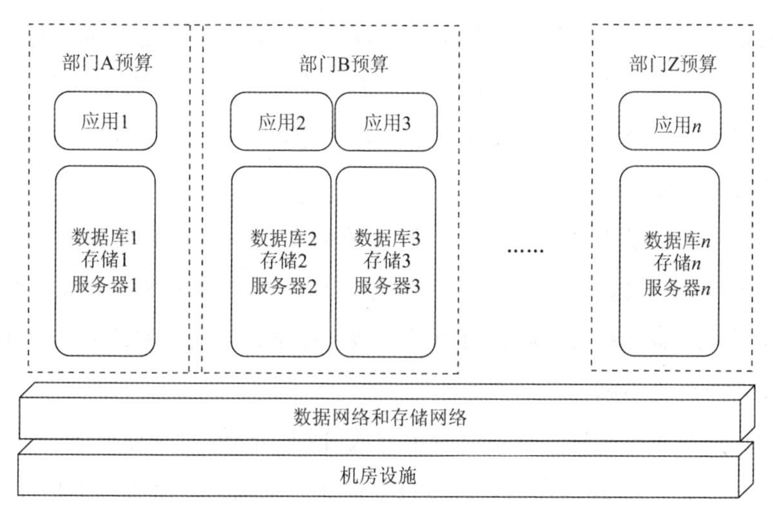

图 7—1 各机构相对独立示意图

(2) 业务流程不统一、不规范。很多业务工作没有国家统一的规范和要求，各地区和单位根据自身需要，自行制定工作规范和标准，导致信息不能交换和共享。由于业务流程不规范，很多单位的信息化就是现有管理模式的计算机化，不能充分发挥信息系统应有的优势。

(3) 需求分析缺少理论方法，仅以项目和 IT 为驱动。远程医疗系统建设作为业务应用发展的组成部分而被提出，缺乏整体规划。现在很多信息系统均是按照此种方式建设的。

(4) 纵向远程医疗系统的建设导致众多的“烟囱”“孤岛”。在远程医疗系统建设的第二阶段，远程重症监护、远程病理诊断、远程手术示教的建设大大提高了相关部门的管理能力和应急反应速度，但是由于远程医疗系统垂直建设的特点，原本分割的业务部门在信息上沟通更为复杂，形成了大量的

“信息烟囱”和“信息孤岛”。

(5) 理论研究薄弱，信息标准研究起步较晚。远程医疗系统的发展速度远远快于标准的建立，造成了众多远程医疗系统分别制定各自的标准，却没有国家权威统一卫生信息标准的局面。

(6) 投入不足，技术人才短缺。资金、技术和专业人才匮乏是多年来一直困扰远程医疗系统发展的难题之一。在平台化的远程医疗系统中，这一问题显得尤为突出：一方面，区域远程医疗系统体系建设是复杂的、需要长期建设的系统工程，需要投入大量资金予以支持，而政府在这方面的持续性投入往往不足；另一方面，远程医疗系统体系建设涉及卫生管理、医疗、预防保健、卫生经济及信息技术等多专业学科，专业人才的缺乏也直接制约了系统的建设和发展。

(7) 一次性投入高。自建远程医疗数据中心一次性需要投入大量的资金，用于购买网络设备、机架、UPS 等各种设施及施工等；在完成数据中心建设后，还需要每月支付数万万的场地租用金、电费、网络费和维护费用等，投入产出比不高。

(8) 资源利用率低。设备以专用方式分配，产生“资源孤岛”，机器利用率低，一般只有 20%左右，目前最繁忙业务系统的利用率也不超过 50%，并且信息安全及灾备建设较为薄弱。

(9) 运维成本高。由于远程医疗数据中心每个系统之间都是相互独立的“烟囱”，随着业务的不断增加，使得数据中心（以及一些以传统模式建立的系统）结构变得十分复杂，不仅管理和维护费用十分昂贵，基础设施成本、电耗、人力、维护管理成本占总体产出的 90%以上，而且几乎成了内部结构谁也不清楚的“黑箱”，自然而然会导致产品及服务成本增加，如图 7-2 所示。

综上所述，远程医疗系统建设在经过十多年的发展，并取得众多成绩的同时，也存在诸多问题。这些问题的解决，需要统一标准、统一规划，建立起机构之间的共享机制，体现建设以人为本的平台化远程医疗系统的需求日益迫切。

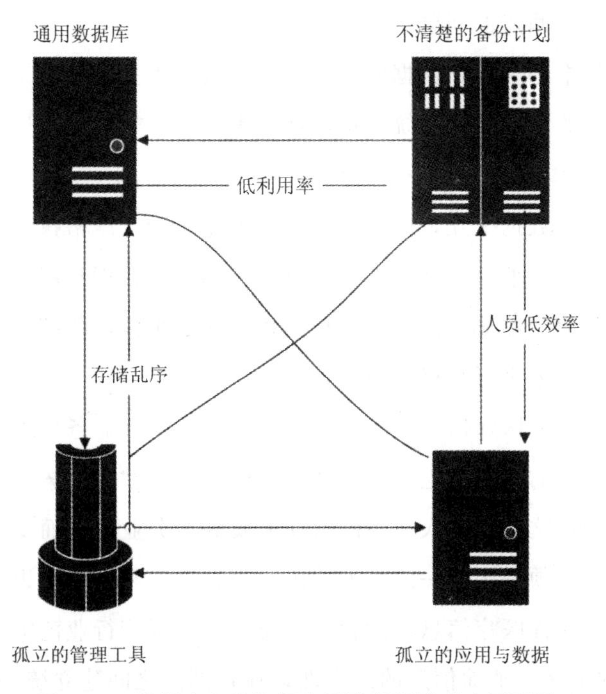

图7—2 数据中心结构复杂导致高运维成本示意图

3. 数据共享问题

目前大多数远程医疗系统的解决方案还停留在实现数据交换、建立数据共享平台上，这些方案只能解决区域内已有成熟远程医疗系统的基础之上，实际上要实现数据交换、数据共享仍非常困难。因为很多医院都实施了相应的远程医疗系统，但是由于地域上的距离和网络发展的不平衡性，分院、门诊部、社区卫生服务中心等网络之间缺少互联互通，各网络的信息系统不能共享，造成网络割裂和医疗信息“孤岛”，各医院无法实现远程医疗信息交互和医疗资源共享，特别是基层的医疗卫生机构。如果采用基于私有云平台的远程医疗系统，在数据交换、数据共享平台基础上，提供了大量的应用软件，供用户实时在线使用，能方便快捷地实现远程医疗系统的建设要求。

4. 平台安全问题

由于远程医疗系统信息全部都是以数字化的形式出现，其中含有病人的个人信息，既涉及病人的隐私，又是具有法律效应的医疗过程记录，如何避免病人个人信息的外泄，防止病历被私自修改，保证病历的完整性和不可否认性等都是不容回避的问题。

传统数据中心为保障数据安全，需要大量的人力、物力来运维，利用基于私有云平台的远程医疗系统，可以低成本、更有效地解决这方面的问题。

5. 数据标准化问题

要远程医疗数据交互，就需要进行标准化设计，严格执行国家颁布实施的有关业务规范和信息标准，加强规范化、标准化管理和制度建设。

(1) 统一使用数据交换平台。在远程医疗系统中，各部门都要使用统一的数据交换平台来进行数据交换。

(2) 统一远程医疗信息的唯一标识。在远程医疗业务处理中，大部分都是对人进行服务的，对新生儿的处理，对健康人的健康档案、健康保健，对患者的治疗等，这些都是人在不同时期需要的服务业务，而要让这些业务能相互交换，就必须采用统一的个人编码标识、个人健康卡标识等。

(3) 统一远程医疗信息项的含义。要在远程医疗行业范围内统一信息项（指标项）的定义，消除信息的二意性，在各部门之间建立统一的、准确的、无二义性的信息约定，具体方式之一就是对数据的分类与编码进行标准化和规范化，标准的引用顺序是：国家标准、行业标准、地方标准、国际标准及自定义标准。

如果不使用云平台，很难解决这种海量的共享数据存储，更难以实现快速稳定的数据交换。

6. 数据中心问题

要建立远程医疗系统平台，就需要有数据中心，数据中心负责数据的存储、交换等，还需要建立一个专业的 IT 机房、购买服务器等设备，最后就是数据中心的运行与维护。

7.1.2 构建基于平台化的远程医疗系统的基本原则

平台化包含两类：一类是基于技术层次的基础架构平台；一类是基于业务模型的应用平台。引入平台化，就是为了提升系统运行效率。基于平台化的远程医疗系统构建的基本原则，可以从以下几个方面入手。

(1) 所有远程医疗服务接口必须自底而上设计，并对外开放。通过这种设计原则，平台服务才会有很高的利用率。

基于平台化的远程医疗系统对任何接入端都是可接入的，平台是利益共享的。平台化的远程医疗系统可以对内开放，也可以对外开放。

(2) 建立远程医疗生态，给上下游带来益处。在当今信息时代，新兴领域的生态极容易建立，而领域内的领导者只需关注领域内的技术创新即可，以争取用户量最大化，创造更多价值。但是，从生态的角度来讲，一定要关注上下游的情况，否则，领域内的生态就会出现问题。领域领导者处在生态的中心，一定会受到负面的影响。

而在移动互联网时代，远程医疗领域需要自己建设生态。如何构建基于远程医疗的生态，“共赢”将是关键所在。要让平台上的参与者在这里有利可图、繁荣发展。如果不以生态思维去建设平台，内容提供商将无法生存，参与者也不愿共建平台，平台建设者也将无以为继。

要想建设一个好的远程医疗领域生态，就要以服务的心态、共赢的生态思维进行运营上的创新。在构建远程医疗领域平台时，平台建设者改变传统的思维方式，使每一个步骤对自己、对上下游参与者都有益处。平台建设者要让参与者认识到：这些步骤将为他们带来利益，只有如此，平台建设者才能成功。

建立远程医疗领域生态，只有给上下游带去足够大的好处，达到比其他生态收益更多，平台才能可持续发展。并且，在远程医疗领域技术还不够成熟，远程医疗行业规范不健全的时候，需要在运营上下功夫。

(3) 建立独特的远程医疗领域生态。生态是相互的，良性的生态应对平台建设者及上下游参与者都有益处。只有这样，良性的生态才可以运转起来。在远程医疗领域，并不是说做什么都是无限地、免费地提供给参与者。这样对平台建设者没有益处，因为平台建设者不应只做开放，而应该是做平台和接口。产品容易复制，生态却无法模仿，这将构成最重要的竞争力。

7.2 远程医疗信息系统总体架构分析

基于私有云平台的远程医疗系统是采用云计算技术，通过服务的模式，为区域内医疗机构、卫生管理部门、接入医院、医护人员、病人、城乡居民、远程医疗行业研究人员等各类机构和人员提供远程综合会诊、远程影像诊断、远程心电诊断、远程医学教育、远程预约、远程双向转诊、远程重症监护、远程病理诊断、远程手术示教、远程查房、远程急救、健康管理等为主体的医疗、教学、科研和管理服务的共享与协作平台。

远程医疗信息系统总体架构首先是从远程医疗信息系统管理和服务角度对业务覆盖范围内的过程、环节抽象和建模；其次是强调以业务驱动为前提，以统一应用为目的，以集中管理为目标；最后才能设计出能够满足卫生机构、省级医院、市县级医院和基层社区的统一应用要求及业务发展需求相融合的远程医疗信息系统，以达到适应远程医疗业务的高效运转，推动远程医疗信息系统管理创新、服务创新和业务流程优化的目标。

远程医疗信息系统由两级远程医疗管理与资源服务中心、三级医疗机构终端站点、一个专用业务网络及一套应用系统等组成，如图 7-3 所示。

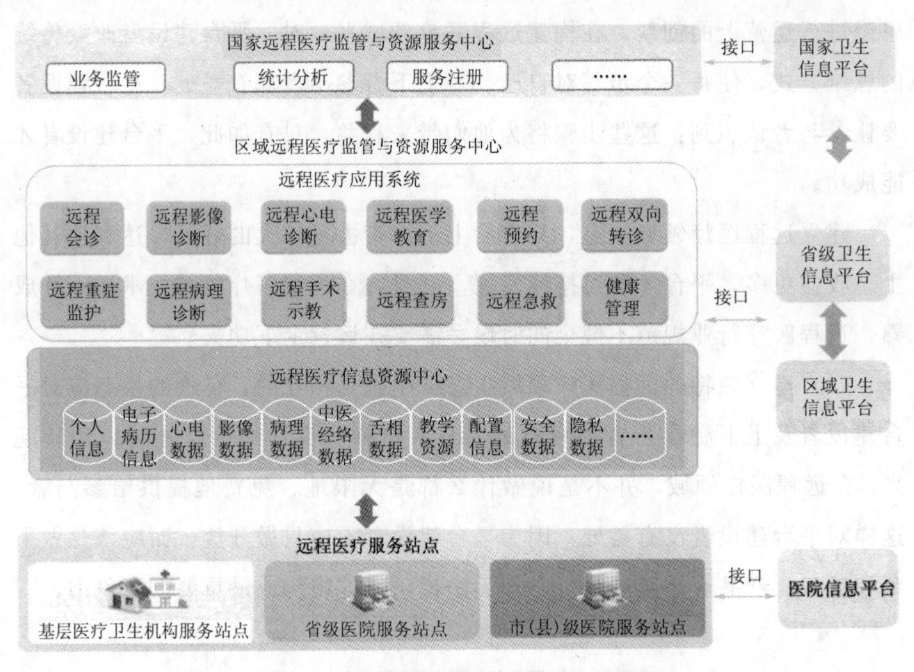

图 7-3　远程医疗信息系统总体架构图

1. 两级远程医疗监管与资源服务中心

两级远程医疗监管与资源服务中心分为国家远程医疗监管与资源服务中

心、区域远程医疗监管与资源服务中心，如图 7—4 所示。两级远程医疗监管与资源服务中心在整个体系中居于后台管理的角色，是整个远程医疗信息系统的核心管理要素。设立国家远程医疗监管与资源服务中心，其主要作用是业务协调和监管，从宏观上指导和监管各级远程医疗系统的建设与运营情况，提出整体建设规划与改进措施，实现全国远程医疗资源的合理调配和统一管理。

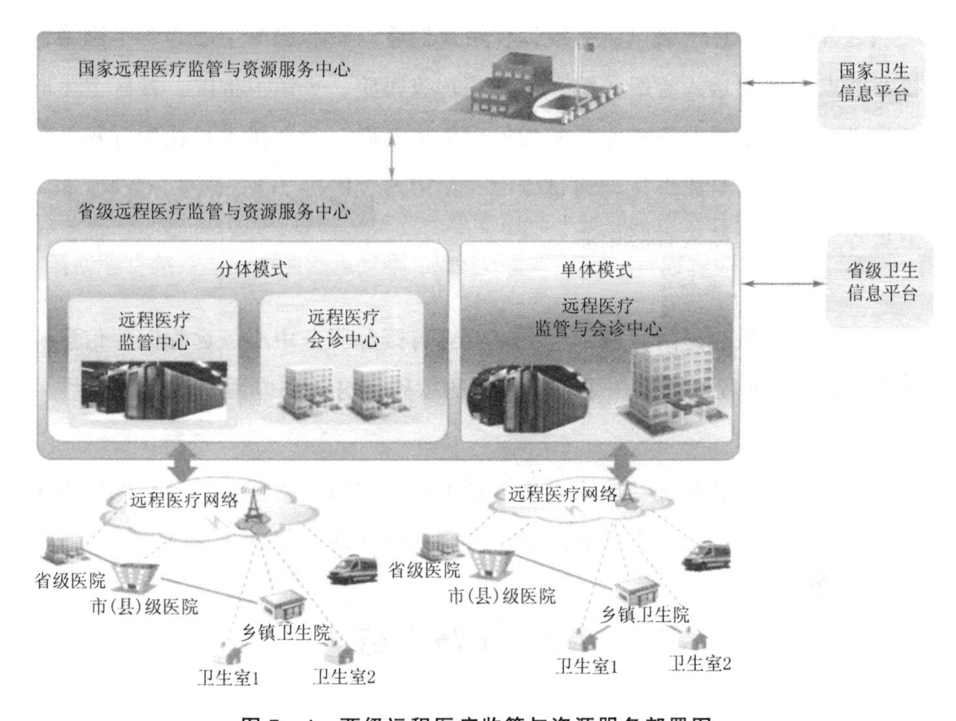

图 7—4　两级远程医疗监管与资源服务部署图

设立区域远程医疗监管与资源服务中心，其主要作用在于：一是提供统一业务应用平台，协调医疗资源并支撑具体远程医疗应用，并为建立特色医疗服务平台提供条件，如疑难重症专科会诊系统、应急指挥系统等；二是履行监管职责，指导和监督本区域内各级远程医疗系统的建设与运营情况，建立与国家监管服务中心的信息互通，组建全国统一的服务与监管网络。

2. 三级医疗机构终端站点

三级医疗机构终端站点分为省级医院服务站、市（县）级医院服务站点、基层医疗卫生机构服务站点。根据国家远程医疗监管与资源服务中心、区域远程医疗监管与服务中心、远程医疗应用系统等需求，需要对各省级医院、各市（县）级医院、基层医疗卫生机构配置相应的图像采集设备、音视频终端、医疗数据采集和显示设备以及医生工作站。各级医疗机构作为远程医疗终端站点，具体实施与承载各项医疗业务服务，进行各类医疗信息交互，共享各类医疗资源，并保障业务活动中的服务质量与医疗安全。

3. 一个专用业务网络

远程医疗信息网络以国家级远程医疗监管与资源服务中心为骨干网络的核心节点，向下接入省级医院、市（县）级医院、乡镇卫生院、社区卫生服务中心、救护车等业务单元，实现入网机构互联互通。接入机构为远程医疗信息系统的基本组成单位，通过专线、MPLS VPN、Internet、3G/4G/5G、卫星等多种手段接入省级中心。

4. 一套应用系统

一套应用系统是由区域远程医疗监管与资源服务中心、远程医疗信息资源中心、9类远程医疗应用子系统组成的软硬件与业务应用一体化的体系。

5. 接口

远程医疗信息系统与国家卫生信息平台、省级卫生信息平台、区域卫生信息平台以及医院信息平台通过接口实现互联互通、信息共享。

7.3 本章小结

远程医疗平台化发展的方向是集成化、开放性、共享共用，核心工作是满足人民群众对医学知识、医疗服务的需求，特别是医疗资源不足地区的医疗卫生需求，并实现不同医疗机构之间医疗资源的共享。本章对平台化远程医疗系统构建与总体架构进行了详细的分析。

第8章　远程医疗系统的需求分析

8.1　远程医疗系统的用户角色分析

远程医疗信息系统面向国家及区域远程医疗监管与资源服务中心，面向各级医疗机构服务站点，面向系统服务提供商，面向就诊者，根据业务开展的需要，远程医疗信息系统的用户主要可以分为行政监管用户、系统运行维护管理用户、服务运营用户、业务实施用户、患者。

1. 行政监管用户

行政监管用户是指国家及区域远程医疗监管与资源服务中心用户，远程医疗监管与资源服务中心用户通过系统开展远程医疗服务的监督管理工作。行政监管用户通过远程医疗系统达到的目标为平衡区域间医疗资源、提高医疗人员水平和健全区域医疗体系。

2. 系统运行维护管理用户

系统运行维护管理用户是指为了保障远程医疗信息系统正常高效运行，需要对远程医疗服务器、数据中心、基础设施及IT设备进行统一的运维和管理。

3. 服务运营用户

服务运营用户是指远程医疗的服务运营用户，包括由各级医疗机构指定的机构内部的运营服务管理员、服务调度员或指定的第三方服务提供商，主要通过系统负责远程医疗服务的日常管理及各合作方之间的协调工作，进行服务资源和时间安排，及时反馈给远程医疗业务实施方，保障远程医疗资源和业务按时开展。

4. 业务实施用户

业务实施用户是指开展远程医疗业务的各级医疗机构、科室、医护人员。总体分为远程医疗邀请方用户和受邀方用户。其中，邀请方用户指负责提交远程医疗申请，并且准备远程医疗相关资料，参与到远程医疗过程并获得远程医疗结果报告的用户；受邀方用户指接到远程医疗邀请后，审核远程医疗申请资料、给出应诊专家和应诊时间、提供诊断治疗意见等远程医疗服务的用户。

5. 患者

患者是指远程医疗服务的目标对象。患者可以通过远程医疗系统得到专家会诊或看护，以获得便捷的医疗服务。

8.2 远程医疗系统的业务分析

8.2.1 远程综合会诊

远程综合会诊是指通过计算机技术、通信技术与多媒体技术，同医疗技术相结合，旨在提高诊断与医疗水平、降低医疗开支、满足广大人民群众保健需求的一项全新的医疗服务。是由申请方向专家端申请远程会诊，受邀方接受申请，开展远程会诊并出具诊断意见及报告的过程。上级医院专家会同基层医院患者主管医生，通过远程技术手段共同探讨患者病情，进一步完善并制订更具针对性的诊疗方案。依托远程会诊平台，实现小病社区解决，疑难急重疾病通过远程会诊系统接受专家的服务，必要时再进行远程会诊，以真正达到资源共享的目的。目前，远程医疗技术已经从最初的电视监护、电话远程诊断发展到利用高速网络进行数字、图像、语音的综合传输，并且实现了实时语音和高清图像的交流，为现代医学的应用提供了更广阔的发展空间。

8.2.2 远程影像诊断

影像检查作为一种重要的检查手段在越来越多的疾病确诊过程中发挥着重要的作用，而正确的诊断结果对于疾病的确诊、下一步的治疗至关重要。

远程影像诊断主要是通过医学影像处理系统和远程医学影像阅片及讨论系统，利用影像数字化一体机，将医疗机构内现有检查设备（X 线机、超声仪）生成的结果，实现数字化转换，然后集中存储在一体机内。通过网络远程访问病历数据，将患者的医学影像资料和病历资料无损地传递给影像诊断专家，从而获得专家的权威诊断。

8.2.3 远程心电诊断

在远程心电诊断系统中，申请方在诊断申请模块中新建诊断申请单，输入申请信息和患者病历信息，保存申请单后启动心电诊断系统做检查，心电诊断系统返回检查的报告和诊断意见。申请方在诊断管理模块查看诊断意见和检查报告并打印报告单。

8.2.4 远程医学教育

远程医学教育可分为实时交互和课件点播两种培训模式。

1. 实时交互式远程培训

系统不仅支持远程专题讲座、远程学术研讨等基于课件的交互式远程培训，还支持远程教学查房、远程病案讨论、远程手术示教、远程护理示教等基于临床实际案例的实时交互式远程培训，并结合远程会诊的实际案例，在潜移默化中实现有针对性的施教，医护人员不用离开工作岗位就能接收到优质的培训，及时解决临床中出现的新问题和新情况，达到释疑解惑的目的。实时交互式远程培训提高了基层医护人员获得优质继续教育的可及性，实现了低成本、大规模、高效能地提升基层医务人员的服务能力和水平的目标。

实时交互培训支持授课专家音视频与课件同步播放；支持培训参与方实时交互；支持对培训过程的录像，并保存为通用文件格式存储在远程会诊中心，并支持进行流媒体课件的制作、整理、归类。

2. 课件点播式远程培训

系统支持课件点播服务，实现了文字、幻灯、视频等课件网上在线点播学习，具备新增、删除、上传、查询等课件管理功能。

8.2.5 远程预约

针对基层医院的门诊疑难病人，由门诊医生根据病情需要，判断是否需要上转（前往）上一级（省级）医院看专家门诊，若病情需要，则门诊医生可以登录系统帮助病人进行挂号预约。

系统将提供省级医院专门开放的专家出诊表和专家预约挂号情况供医生选择，预约完成后，平台自动进行处理，预约受理过程通过短信的方式通知医生或病人。支持基层医院完成预约挂号、预约检查、转院申请等操作，支持上级医院完成相关申请受理及信息反馈。

8.2.6 双向转诊

双向转诊主要指根据病情和人群健康的需要而进行的医院之间的科室合作诊治过程。下级医院将超出本院诊治范围的患者或在本院确诊、治疗有困难的患者转至上级医院就诊；反之，上级医院将病情得到控制、情况相对稳定的患者转至下级医院继续治疗、康复。

8.2.7 远程重症监护

远程重症监护是通过通信网络将远端的生理信息和医学信号传送到监护中心进行分析，实时检测人体生理参数，视频监控被监护对象的身体状况，通过数据自动采集、实时分析监护对象的健康状况，若出现异常情况向医疗中心报警以获得及时救助。系统能与现有医院的医疗信息系统实现信息交互和共享，并给出诊断意见。远程监护技术缩短了医生和患者的距离，医生可以根据这些远地传来的生理信息为患者提供及时的医疗服务。

8.2.8 远程病理诊断

数字病理远程诊断平台，是把传统切片进行数字化、集成显微影像处理、Web图像浏览等，整合多年病理领域经验和专家资源。利用远程病理检查工作站，可把患者的病理切片传到专家端，病理专家为患者分析病理组织图，专家在远端控制显微镜（聚焦、移动、放大和捕获图像），观察显微镜下的组织病理图片，并出具病理诊断报告，为医生与患者提供便捷、省时、省力及快速的专家咨询服务。为病理医生提供无时间与空间限制的数字切片交流机会。平台可进行诊断交流、疑难病例讨论、专家数字切片解读、病理远程教学。

8.2.9 远程手术示教

通过远程会诊技术和视频技术，对临床诊断或手术现场的手术示范画面影像进行全程实时记录和远程传输，使之用于远程手术教学。系统通过医院 HIS 手术排班系统获取手术室当天手术排班信息，同时接受各视频示教终端的示教申请，审批通过后可以进行视频示教。手术医生可以在手术室电脑上了解到有哪些观看者，并可以随时关掉全部或屏蔽部分授权的终端。

1. 实时的远程手术示教

手术示教系统，顾名思义，是使手术室内医生的手术过程，以及手术室内的各种医疗设备的视频资料，都能真实呈现在实习医生或观摩人员的眼前，以达到教学或学术交流的目的。

为了适应不断提高的手术教学及手术转播需求，以及改变当前国内医院手术转播的现状，手术示教的优点在于利用医院现有网络，节省大量建设经费，手术过程和细节信息实时而且高清，对接各种微创镜类手术设备，提高教学效果，可随时随地观看想要观看的手术过程，完全摆脱了传统示教模式在时间、空间和人数上的限制，资料的录制和备份方式先进，查询方式简便，观看方式多样、灵活，无地域限制等。

2. 手术录像存储及查询

对手术影像和场景视频进行全程实时记录，并进行高质量、长时间的存储，用于日后教学。有些具有争议的手术，可以利用这些视频资料作为科学判断的依据。手术后对照这些影像资料进行学术探讨和研究，可以有效提升医生的手术水平。

3. 手术现场即时拍摄

对教学过程中的关键动作通过拍摄方法记录下来。拍摄后的图片以 JPG 文件保存，可转存后进一步分析。学习者可以将这些图片下载后使用。

4. 专家远程会诊

专家无须进入手术室，可以在观摩会议室实时观看手术的高清画面，与现场医生一同对患者进行确诊，并对手术医生进行指导；当现场手术较为复杂时，借助网络，通过教学终端组成手术研讨会，及时解决手术疑难问题。

8.2.10 远程查房

通过远程医疗信息传递和视频技术，上级专家可以对县级及基层医院的病人进行远程查房，一方面实现对病人病情的准确把握和针对性治疗，另一方面通过查房过程实现对下级医护人员的实地培训。

查房时，需要解决两个主要问题：一是待查房病人的医疗数据/电子病历的共享，二是病人及本地医护人员与上级医生的实时音视频交流。

对于音视频交流，采用目前的视频技术就可以实现。对于病人的医疗数据/电子病历的共享，有以下两种方案可以实现。

(1) 完整版方案：通过信息系统采集数据，在查房过程中共享。

(2) 简化版方案：通过视频的辅流技术，在音视频系统中直接共享病人的本地医疗数据。

简化版方案与完整版方案的差别主要在于：简化版方案不需要通过专门的数据采集传输平台来实时采集病人的数据，而直接采用视频的辅流来实现病人医疗数据的实时共享；简化版方案的优点是实现简单，缺点是被查房病人的原始医疗数据没有真正传输到平台上来，只能录制过程，而不能保存原始数据。

8.2.11 远程急救

经过信息化部署的急救车，接到病人后在转运过程中，对病人进行转运途中的医疗数据采集、施救指导、提前准备等。具体流程如下：

(1) 急救车接收病人。

(2) 在急救车上通过卫星/4G 网络连接到急救中心的信息系统，输入病人基本资料。

(3) 资料实时上传到系统中，并对施救的全过程进行视频录制存档。

(4) 根据需要，安排急救专家进行现场指导，急救专家可通过视讯平台于急救车内进行实时的音视频互通（询问患者情况、与急救医生沟通），并可查看病人的实时体征数据，如心电、脉搏等。

（5）根据需要，急救目标医院提前准备术前相关资源。

8.2.12 远程健康管理

人口老龄化及慢性病是 21 世纪全世界共同面临的重大社会问题。我国于 1999 年进入老龄化社会，未富先老，老年人的数量庞大。多数老年人患有慢性病，目前对老年慢性病病人看护主要以家庭为主，且存在大量老年人独居现象。家庭看护缺乏必要的保健常识及医护介入指导。这与医护人员的不足及现有医疗体制有一定关系。

远程健康管理是医疗技术与通讯互联网技术相结合的一种技术手段，老年人、慢性病人可以在家进行健康监测。实施远程保健，从而提高整体医疗效率。远程健康管理特别适合对慢性病病人进行管理，下面以慢性病管理为例说明远程健康管理的基本业务过程，如图 8－1 所示。

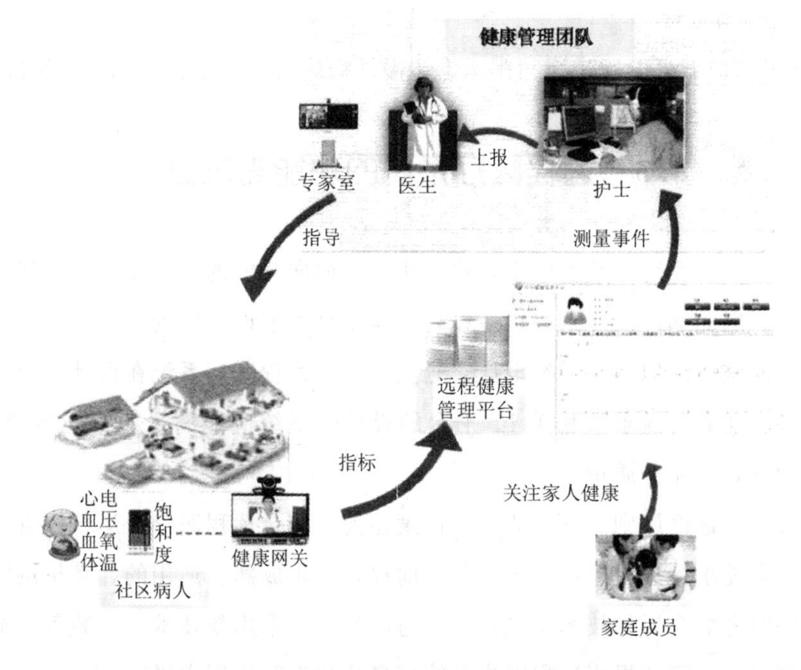

图 8－1 远程健康管理流程图

1. 慢性病指标测量

(1) 社区病人：测量相关慢性病指标，如心电、血压、血氧饱和度、体温等。

(2) 健康网关：接入慢性病指标，采用有线（网线）或无线（wifi 或蓝牙）方式，把慢性病指标发送到远程健康管理平台。

(3) 远程健康管理平台：接收一次慢性病指标并发送护士。

(4) 护士：例行指标判断；可以借助自动化、专业化工具，加快慢性病指标的异常判断；如果指标异常，将异常测量上报医生。

(5) 医生：判断异常测量，对病人进行远程健康指导。

在上述过程中，医生/护士与社区病人之间可以采用视频进行面对面的沟通。

2. 慢性病查询

社区病人（或家庭成员）可以通过健康网关查询慢性病指标、历史趋势、医嘱等，如果有疑问，可以与对口专家进行视频交流。

3. 视频走访

医生/护士可以通过视频跟踪走访慢性病病人，了解慢性病治疗情况。

8.3 远程医疗系统的功能需求分析

远程医疗系统的基本要求是构件化的、面向对象的，并能做到支持可灵活扩展，因此远程医疗系统在建设时，需遵循以下设计原则。

(1) 整体性原则。一致设计、避免瓶颈。远程医疗系统在设计中应综合考虑各个业务的需求及相关 IT 平台的设计，系统应能满足各个业务要求，以保障良好的业务质量。

(2) 先进性原则。立足业务、适度超前。切合远程医疗、运营、管理等业务实际需求是远程医疗系统的重要前提，采用成熟、适用的计算机网络技术，同时考虑今后的技术发展趋势，适度超前，采用新技术、新装备，加强技术创新，以不断提高远程医疗系统信息化建设和应用水平。

(3) 稳定性、可靠性、可用性原则。高可靠性是远程医疗系统的关键诉求，其可靠性设计包括关键设备冗余、链路/网络冗余和重要业务模块冗余、双中心冗余。

（4）可维护、可管理性原则。远程医疗系统平台的可管理性是整个 IT 系统易于运维的基础。应提供低成本、简单有效的统一网管系统，对系统内网络设备及其他所有 IT 设备进行管理，包括状态监控、故障事件实时预警和告警、流量统计等。

（5）开放与标准化原则。信息技术会不断发展更新，医疗体系会不断采用新的信息系统来提升效率、改善服务，设备也有升级换代、跨厂商设备兼容等需求，因此整个平台必须具备开放性、标准性。系统设计采用的主要技术、设备、接口和协议均满足国家标准、行业标准或业内主流技术与标准，为今后的系统扩展和设备更新奠定良好的基础。

远程医疗系统除遵循上述原则外，还需要满足区县级医院、市县级医院、省级三甲医院、部属（管）三级医院间的远程会诊、远程预约、双向转诊、远程影像诊断、远程心电诊断、远程教育、远程监护、远程病理诊断、远程手术示教等业务的开展，应具备以下功能。

（1）系统应实现系统内会员医院与省中心医院之间的业务交互，以及与其他远程医疗信息系统和平台之间的业务交互，具备医疗信息和资料的调阅功能。

（2）系统应支持远程医疗服务相关的业务操作，可具有支持业务流程编排的功能。

（3）系统应提供管理工具，能够管理所有业务系统集成节点，监控整个远程医疗业务开展情况。

（4）系统应支持用户授权及认证，支持数据防篡改及隐私数据保密，支持业务流程的追踪与审计、系统日志的记录与查看，支持消息可靠性传递及追踪等；系统具有很好的备份功能，满足高可靠性需求。

（5）系院应提供对各种应用系统和数据的安全集成，用户只需登录一次就可以访问其他应用系统和数据库。

（6）系统应提供二次开发环境及基础公共业务组件的封装。

8.4 远程医疗系统的网络需求分析

远程医疗信息系统的建设既要考虑采用先进的信息化技术和理念，又要考虑技术的成熟性、实用性和可拓展性，使系统满足与专业信息系统及今后建设系统之间的数据共享和功能扩展。

在总体设计和开发上遵循国际主流技术标准、国家标准、技术要求和管理规范，采用先进的体系结构，围绕形象展示、服务自身、服务社会三大类需求，构建特点鲜明、功能强大的系统。建立技术先进、运行可靠的网络环境，采用先进的架构，整合各类信息资源，为社会公众建立信息交流的渠道，提供优质的多元化服务，实现信息资源的透明、公开。

根据远程医疗系统的当前业务要求，统一规划网络资源、计算资源、存储资源，在网络带宽、服务器处理能力、存储I/O能力等关键资源上同步规划。

1. 业务覆盖需求

(1) 远程医疗系统网络应能承载所有远程医疗接入终端的访问流量，特别是视讯设备的访问，要求高性能、高实时医疗业务网络需求。

(2) 与已有数据中心形成灾备，具备高性能、稳定的双中心连接。

(3) 提供门户访问区，门户网站需提供对内对外的门户窗口访问，要求高安全。

(4) 网络出口设备接口需支持多种链路、配置冗余链路及抗攻击。

(5) 核心层设备需要承担整个远程医疗系统协作网络的压力，需冗余和抗攻击。

2. 业务连续性需求

远程医疗信息业务系统的稳定性关系到远程医疗业务的正常开展及医疗安全，作为远程医疗信息系统基础平台的医疗网络，网络的可靠、稳定是最为基本的需求。

3. 安全需求

远程医疗系统网络安全面临诸多挑战，既要保障各系统的连通性，也要实现严格的安全防范。包括：①避免非授权的人员使用终端（如医生工作站）；②防止信息泄露，如病人隐私数据；③确保网络能避免来自网络的各种攻击：如黑客、病毒等。

4. 高速、高性能需求

远程医疗中涉及的综合会诊、影像会诊、心电会诊、病理会诊，都是大带宽需求的业务，同时远程医疗也是高性能要求的业务，高带宽、满足未来业务发展的可扩展网络已经成为远程医疗系统的关键诉求。总体而言，网络建设的基本诉求是千兆级接入，并且充分考虑其专网出口的带宽。

8.5 远程医疗系统的信息安全需求分析

远程医疗相关信息包含病人的隐私数据及医院的关键资产，具备高度的机密性；而这些数据电子化后，面临来自内外部网络的很大风险和威胁。全球及国内多家医疗机构都发生过医疗信息泄露事件，给医院和社会造成了巨大的损失和影响。因此，在远程医疗系统中，必须充分考虑其安全性要求，并建立一个完整的安全防御系统。

基于信息安全形式的发展，医疗行业也越来越重视信息安全建设。根据相关文件要求，各医院应完成定级备案以及安全整改。将医院信息安全建设从技术上进行需求分析，可以归纳为物理安全、计算机环境安全、区域边界安全和通信网络安全四个部分。

1. 物理安全

物理安全风险主要是指网络周边的环境和物理特性引起的网络设备和线路不可用，从而造成网络系统不可用，甚至导致整个网络瘫痪。它是整个网络系统安全的前提和基础，只有保证了物理层的可用性，才能保证整个网络的可用性，进而提高整个网络的抗破坏力。例如，机房缺乏控制，人员随意出入带来的风险；网络设备被盗、被毁坏；线路老化或有意、无意地破坏线路等。

因此，在整体考虑安全风险时，应优先考虑物理安全风险。保证网络正常运行的前提是将物理层安全风险降到最低或尽量考虑在非正常情况下物理层出现风险问题时的应对方案。

2. 计算机环境安全

计算环境安全主要指主机及应用层面的安全，包括身份鉴别、访问控制、系统审计、入侵防范、恶意代码防范、软件容错、数据完整性与保密性、备份与恢复、资源合理控制、剩余信息保护、抗抵赖等。

（1）身份鉴别。主机操作系统登录、数据库登陆及应用系统登录均必须进行身份验证。过于简单的标识符和口令容易被攻击破解。同时非法用户可以通过网络进行窃听，从而获得管理员权限，可以对任何资源非法访问及越权操作。因此必须提高用户名/口令的复杂度，且防止被网络窃听；同时应考虑失败处理机制。

（2）访问控制。访问控制主要是为了保证用户对主机资源和应用系统资源的合法使用。非法用户可能企图假冒合法用户的身份进入系统，低权限的合法用户也可能企图执行高权限用户的操作，这些行为将给主机系统和应用系统带来很大的安全风险。用户必须拥有合法的用户标识符，在制定好的访问控制策略下进行操作，杜绝越权非法操作。

（3）系统审计。对于登录主机后的操作行为则需要进行主机审计。对于服务器和重要主机需要进行严格的行为控制，对用户的行为、使用的命令等进行必要的记录审计，便于日后分析、调查、取证，规范主机使用行为。而对于应用系统同样提出了应用审计的要求，即对应用系统的使用行为进行审计。重点审计应用层信息，其与业务系统的运转流程息息相关，能够为安全事件提供足够的信息，与身份认证和访问控制联系紧密，为相关事件提供审计记录。

（4）入侵防范。主机操作系统面临着各类具有针对性的入侵威胁，常见的操作系统存在各种安全漏洞，并且如今漏洞被发现与漏洞被利用之间的时间差变得越来越短，这就使得操作系统本身的安全漏洞给整个系统带来巨大的安全风险，因此对于主机操作系统的安装、使用、维护等均提出了防范针对系统的入侵行为要求。

（5）恶意代码防范。病毒、蠕虫等恶意代码是对计算环境造成危害的最大隐患，当前病毒威胁非常严峻，特别是蠕虫病毒的爆发，会立刻向其他子网迅速蔓延，发动网络攻击和数据窃密，大量占据正常业务有限的带宽，造成网络性能严重下降、服务器崩溃甚至网络通信中断、信息损坏或泄漏，严重影响正常业务开展。因此必须部署恶意代码防范软件进行防御，同时保持恶意代码库的及时更新。

（6）软件容错。软件容错的主要目的是提供足够的冗余信息和算法程序，使系统在实际运行时能够及时发现程序设计错误，采取补救措施，以提高软件可靠性，保证整个计算机系统的正常运行。

（7）数据安全。主要指数据的完整性与保密性。数据是信息资产的直接体现，所有措施最终都是为了业务数据的安全。因此数据的保护/安全十分重要，是必须考虑的问题。应采取措施保证数据在传输过程中的完整性及保密性，保护鉴别信息的保密性。

（8）备份与恢复。数据是信息资产的直接体现。所有措施最终都是为了业务数据的安全。因此数据的备份十分重要，是必须考虑的问题。对于关键数据应建立数据的备份机制，而对于网络的关键设备、线路均需进行冗余配置，备份与恢复是应对突发事件的必要措施。

（9）资源合理控制。主机系统及应用系统的资源是有限的，不能无限滥用。系统资源必须能够为正常用户提供资源保障，否则会出现资源耗尽、服务质量下降，甚至服务中断等后果。因此需要对系统资源进行控制，制定包括登陆条件限制、超时锁定、用户可用资源阈值设置等资源控制策略。

（10）剩余信息保护。对于正常使用中的主机操作系统和数据库系统等，经常需要对用户的鉴别信息、文件、目录、数据库记录等进行临时或长期存储，在这些存储资源重新分配前，如果不对其原使用者的信息进行清除，将会引起用户信息泄漏。因此，需要确保系统内的用户鉴别信息文件、目录和数据库记录等资源所在的存储空间被释放或重新分配给其他用户前得到完全清除。对于动态管理和使用的客体资源，应在这些客体资源重新分配前，对其原使用者的信息进行清除，以确保信息不被泄漏。

（11）抗抵赖。数据安全不仅面临着机密性和完整性的问题，而且还面临着抗抵赖性（不可否认性）的问题，应采用技术手段防止用户否认其数据发送和接收行为，为数据收发双方提供证据。

3. 区域边界安全

区域边界安全主要包括边界访问控制、边界完整性检测、边界入侵防范、边界安全审计及边界恶意代码防范等。

（1）边界访问控制。对于各类边界最基本的安全需求就是访问控制，对进出安全区域边界的数据信息进行控制，阻止非授权及越权访问。

（2）边界完整性检测。边界的完整性如被破坏则所有控制规则将失去效力，因此需要对内部网络中出现的内部用户未通过准许私自连接到外部网络的行为进行检查，维护边界完整性。

（3）边界入侵防范。各类网络攻击行为既可能来自大家公认的互联网等外部网络，也可能来自内部网络。通过安全措施，要实现主动阻断针对信息系统的各种攻击，如病毒、木马、间谍软件、可疑代码、端口扫描、DoS/DDoS等，实现对网络层及业务系统的安全防护，保护核心信息资产免受攻击。

（4）边界安全审计。在安全区域边界需要建立必要的审计机制，对进出边界的各类网络行为进行记录与审计分析，可以和主机审计、应用审计及网络审计形成多层次的审计系统，并可通过安全管理中心集中管理。

（5）边界恶意代码防范。如今，病毒的发展呈现出以下趋势：病毒与黑客程序相结合、蠕虫病毒更加泛滥、计算机病毒更多地以网络（包括Internet、广域网、局域网）形态进行传播。因此防护手段也需以变应变，迫切需要网关型产品在网络层面对病毒予以查杀。

4. 通信网络安全

通信网络的安全主要包括网络结构安全、网络安全审计、网络设备防护、通信完整性与保密性等。

（1）网络结构安全。网络结构是否合理直接影响是否能够有效地承载业务需要。因此网络结构需要具备一定的冗余性，使带宽能够满足业务高峰时期数据交换需求，并合理地划分网段和VLAN。

（2）网络安全审计。由于计算机用户相关的知识水平参差不齐，一旦某些安全意识薄弱的管理用户误操作，将给信息系统带来致命的破坏。没有相应的审计记录将给事后追查带来困难。有必要进行基于网络行为的审计，以利于规范正常的网络应用行为。

（3）网络设备防护。由于网络系统中存在大量的网络设备和安全设备，如交换机、防火墙、入侵检测设备等。这些设备的自身安全性也会直接关系到涉密网和各种网络应用的正常运行。如果网络设备被不法分子攻击，将导致设备不能正常运行。更加严重的情况是设备设置被篡改，不法分子轻松获得网络设备的控制权，如通过网络设备作为跳板攻击服务器，将会造成无法想象的后果，如交换机口令泄漏、防火墙规则被篡改、入侵检测设备失灵等，都将成为威胁网络系统正常运行的风险因素。

（4）通信完整性与保密性。由于网络协议及文件格式均具有标准、开放、公开的特征，因此数据在网上存储和传输的过程中，不仅面临信息丢失、信息重复或信息传送的自身错误，而且会遭遇信息攻击或欺诈行为，导致最终信息收发的差异性。因此，在信息传输和存储的过程中，必须要确保信息内容在发送、接收及保存时的一致性；并在信息遭受篡改攻击的情况下，提供有效的察觉与发现机制，实现通信的完整性，而在数据传输过程中应采用加密措施以抵御不良企图者的各种攻击，防止数据遭到窃取，保证数据的机密性。

（5）网络可信接入。对于一个不断发展的医院网络而言，为方便办公，在网络设计时保留大量的接入端口，这对于随时随地快速接入到医院业务网络进行办公是非常便捷的，但同时也引入了安全风险，一旦外来用户不加阻拦地接入到网络中，就有可能破坏网络的安全边界，使得外来用户具备对网络进行破坏的条件，由此引入诸如蠕虫扩散、文件泄密等安全问题。因此需要对非法客户端实现禁入，能够监控网络，对于没有合法认证的外来机器，能够阻断其网络访问，保护好已经建立起来的安全环境。

8.6 远程医疗系统的性能需求与界面需求

远程医疗系统是由多领域、多类别、多级信息系统构成的庞大系统。需要关联相关领域、多部门的数据。具有新老系统配合使用、技术发展快速、外部链接关系多、内部结构复杂、安全级别高、需要与其他系统进行广泛的数据交互等特点。因此做好远程医疗系统的体系架构的顶层设计是非常重要的。

8.6.1 性能需求

（1）可扩展性。系统设计考虑今后网络和业务的发展，应具有较强的扩展性，方便以后系统的扩展与升级。

①网络方面。系统支持扩展任意网络的接入，包括现有医院内部网络、区域卫生平台、区域应急指挥平台、其他省区远程医疗网络、3G 和 4G 网络，同时可扩展卫星网络等各类网络接入，为后期业务和使用方式等的变化提供网络基础。

②系统容量方面。系统硬件平台可支持各业务子系统的任意扩容，完全满足后期业务量增大的需求。

③功能方面。系统可根据后期业务发展需求做功能的扩展，来满足不同时期对不同功能的需求。

(2) 兼容性。系统应具有良好的兼容性，能够实现与目前相关的软件或硬件系统的完全兼容。

①软件方面。系统应支持标准的结构化的数据，通过提供标准的接口，实现与LIS、PACS 等各类医院常用系统实现兼容。

②硬件方面。系统所采用的硬件需遵循标准的框架协议、标准接口、标准的工作方式等，能够与其他系统实现互联互通。

(3) 安全性。系统应具备高度的安全性，从而保障系统平台的安全性和系统数据的安全性，实现系统的稳定运行和病人数据的高度安全。

①系统的安全性。系统应采用标准工业级硬件设备，能够保证系统的终端在各类环境下都能够安全稳定运行。

②系统数据安全性。系统应具备超强的加密机制，即使系统的数据信号在网络中被获取也无法得到具体的临床信息数据。系统应具备严格的多级权限管理制度，根据权限的不同所执行的操作也不同，从而有效地保障系统数据的安全。

(4) 可靠性。系统的可靠性在系统的使用过程中至关重要。系统应该在硬件设备、数据保存、网络等方面具备极高的可靠性。

①硬件方面。系统应采用成熟的硬件设备，硬件能够长时间稳定可靠运行。

②数据保存方面。系统应用服务器和存储服务器需支持备份功能，实现音视频信息和患者信息等信息的备份。

③网络方面。系统应支持多种不同的网络，当一种网络断掉之后快速启

用另一个网络，最终实现系统的稳定可靠运行。

（5）其他方面的性能要求。在可扩展性、兼容性、安全性和可靠性基础上，系统的性能需求还包括平台系统易用性——平台系统的设计必须符合应用特点，容易学、容易用，提供友好的交互式界面和大量的帮助信息，使用统一的浏览器界面对各种信息进行访问，并提供在线帮助。平台的前瞻性——在满足现有需求的同时还要兼顾未来的业务发展，整个平台在管理理念、体系结构、技术实现上要具备很强的先进性和前瞻性。系统灵活性——可以灵活地定制功能模块，以更好地支持远程医疗各项工作。系统的可维护性——系统应能够快速部署，节省人力、物力、财力，同时须保证系统升级简单，维护成本低廉。

8.6.2 用户界面需求

考虑到基层用户和远程医疗各业务的需求，系统界面设计应满足以下几条基本要求。

（1）简单易学。平台系统应尽可能以最容易理解、最直接、形象的方式呈现，界面符号尽可能与当前信息系统中通常使用的、大众熟悉的符号相贴近，以符合用户的识别习惯。

（2）易于使用。系统应尽量贴近实际业务操作，并尽可能符合用户的使用习惯。

（3）界面排版需求。系统排版应整齐划一、松紧适度，不宜过于密集，避免产生疲劳感。

8.7 本章小结

本章通过对用户角色、业务、功能需求、网络需求、信息需求、信息安全需求、性能需求与界面需求的分析，为远程医疗信息系统做好了合理定位，也为远程医疗信息系统的服务方向做了充分的考量。

参考文献

[1] 麻元兴．开放式远程医疗影像管理系统的设计与实现 [J]．医疗卫生装备，2010，31 (10)：55－57.

[2] 任宇飞，张晓祥，汪火明，等．构建远程医疗省级平台的探讨 [J]．中国数字医学，2012，7 (8)：71－74.

[3] 孙宁，张喆，张筝，等．甘肃医疗废物综合管理和协同处置示范实践与思考 [J]．环境保护科学．2015，41 (5)：153－158.

[4] 翟运开，李娜，侯红利，等．区域协同医疗信息平台建设概述 [J]．中华医院管理杂志，2014，30 (8)：572－575.

[5] 王碧艳．基于 DEA 方法的县乡两级医疗机构协同管理运行效率分析 [J]．医学与社会．2014，27 (6)：10－12.

[6] 方鹏骞．我国县域医疗服务协同管理模式研究——以陕西省榆林地区为例 [J]．中国社会医学杂志，2012，29 (2)：26－27.

[7] 傅征，连平．远程医学 [M]．北京：人民军医出版社，2005.

[8] 骆华伟．远程医疗服务模式及应用 [M]．北京：科学出版社，2012.

[9] 孙博，王广成．矿区生态产业共生系统的稳定性 [J]．生态学报，2012，32 (10)：3296－3302.

[10] 朱士俊．我国远程医疗发展现状、难点和对策分析 [J]．中国信息界，2006 (4)：60－64.

[11] 顾亚明．日本分级诊疗制度及其对我国的启示 [J]．卫生经济研究，2015 (3)：8－12.

[12] 王虎峰，王鸿蕴. 关于构建分级诊疗制度相关问题的思考 [J]. 中国医疗管理科学，2014 (01)：28—30.

[13] 国家卫生和计划生育委员会 .2014 年中国卫生和计划生育统计年鉴 [M]. 北京：中国协和医科大学出版社，2014.

[14] 彭志丽，何洁仪. 我国卫生资源配置的现状、存在问题及改革的重点难点分析 [J]. 国际医药卫生导报，2005 (19)：21—23.

[15] 张新庆. 分级诊疗医患各自怎么看？[J]. 中国卫生，2014 (10)：38—41.

[16] 孙士东 . 浅析目前分级诊疗体系的现状 [J]. 中国保健营养（中旬刊），2014 (5)：2750—2751.

[17] 赵杰，崔震宇，蔡雁岭，等 . 基于远程医疗的资源配置效率优化研究 [J]. 中国卫生经济，2014，33 (10)：5—7.

[18] 何思长，赵大仁，张瑞华，等 . 我国分级诊疗的实施现状与思考 [J]. 现代医院管理，2015，13 (2)：20—22.

[19] 王谦. 医疗卫生资源配置的经济学分析 [J]. 经济体制改革，2006 (2)：33—38.

[20] 夏登杰，战熠磊. 医疗卫生资源共享：内在逻辑与实现路径 [J]. 学术交流，2010，201 (12)：115—118.

[21] 顾掌生，翁艳艳 . 分级诊疗的瓶颈与路径 [J]. 医院管理论坛，2015，32 (12)：13—16.

[22] 范如国，博弈论 [M]. 武汉：武汉大学出版社，2011.

[23] 付强 . 促进分级诊疗模式建立的策略选择 [J]. 中国卫生经济，2015，34 (2)：28—31.

[24] 张志彬. 远程医疗的应用及发展现状研究 [J]. 医疗装备，2008，12：4—6.

[25] 余佳群，张凤新，徐东颜. 论产业组织合理化及其实现路径 [J]. 辽宁工学院学报，2007，9 (5)：21—23.

[26] 杨建伟 . 医疗风险的成因和处理策略 [J]. 江苏卫生事业管理，2011，22 (6)：227—228.

[27] 顾巍，路海涛 . 我国远程医疗现状及发展建设的思考 [J] . 中化航海

医学与高气压医学，2011，18 (2)：125－126.

[28] 蔡佳慧，田国栋，张涛，等. 我国远程医疗法律与政策保障现状分析与建议 [J]. 中国卫生信息管理杂志，2011，8 (4)：28－31.

[29] 谭炜，马士华. 第三方物流企业运作模式分类与特征研究 [J]. 物流技术，2005 (5)：10－13.

[30] 刘益，李垣，杜旖丁. 战略联盟模式选择的分析框架：资源、风险与结构模式间关系的概念模型 [J]，管理工程学报，2004，3 (18)：34－37.

[31] 严建援，颜承捷，秦凡人. 企业战略联盟的动机、形态及其绩效的研究综述 [J]. 南开大学学报，2003 (6)：83－90.

[32] 马锡坤. 基于互联网的远程视频诊疗服务系统方案实现 [J]. 计算机应用与软件，2013 (4)：209－210.

[33] 牧剑波，孙兆刚，赵杰，等. 远程医疗的价值分析：基于河南省远程医学中心的实践 [J]. 中国卫生经济，2014 (10)：15－18.

[34] 戴菲菲. 网络环境下医患关系研究 [D]. 广州：南方医科大学，2014.

[35] 毛瑛，井朋朋，朱斌，等. 远程医疗与在线医疗的互补研究 [J]. 中国卫生事业管理，2016 (2)：84－87.